精巣腫瘍取扱い規約

General Rule for Clinical and Pathological Studies on Testicular Tumors

第4版
2018年8月

日本泌尿器科学会・日本病理学会
日本医学放射線学会・日本臨床腫瘍学会●編

August 2018（The 4th Edition）
The Japanese Urological Association
The Japanese Society of Pathology
Japan Radiological Society
Japanese Society of Medical Oncology

金原出版株式会社

第 4 版　序

　この度，13年振りに「精巣腫瘍取扱い規約」が改訂される運びとなった。1984年に初版，1997年に第2版，2005年に第3版が発刊されており，この間本取扱い規約は，精巣腫瘍診療に携わる医療者から必携の書として高く評価され，幅広く活用されてきたものと確信している。

　しかし，この13年間で精巣腫瘍診療は大きく進歩し，日常臨床においても様々な変化に直面している。特に精巣腫瘍の頻度はそれほど高い訳ではないため，統一された信頼性の高い基準に基づいて適切かつ迅速な診断と治療を行い，そのデータを蓄積することは極めて重要である。実際，精巣腫瘍は転移を有する進行例であっても，今日では適切に診療することにより80％以上を治癒に導くことが可能となっているが，一歩誤った診療を行うとその予後は著しく損なわれることは周知の事実である。

　今回発刊される第4版においては，病期分類，病理組織分類，治療効果判定等を中心とした精巣腫瘍診療の根幹に関わる事項が，泌尿器科以外の他科の先生方のご協力も得て全面的に改訂されている。また，単に文言を新しくするのみならず，画像所見，顕微鏡写真などの付加的情報も，新しい知見および分類に即して適切に刷新されている。したがって，本取扱い規約は，複雑化する精巣腫瘍の臨床現場において，適切な診療を提供するための礎たり得るものと大いに期待されるところである。

　最後になるが，河合弘二先生をはじめとする本取扱い規約の改訂作業にご尽力いただいた改訂委員会の諸先生方に心から御礼を申し上げ，そのご努力に対し敬意を表する次第である。今後，本取扱い規約が本邦における精巣腫瘍診療のさらなる進歩に貢献することを祈念して，私の序の言葉とさせていただく。

平成30年6月

日本泌尿器科学会理事長
藤　澤　正　人

精巣腫瘍取扱い規約作成委員会（第4版）（敬称略）
〔日本泌尿器科学会〕
　　河合　弘二（委員長　筑波大学附属病院泌尿器科病院教授）
　　野々村祝夫（副委員長　大阪大学大学院医学系研究科器官制御外科学講座（泌尿器科
　　　　　　　学）教授）
　　斎藤　忠則（前保険委員長　日本大学医学部臨床教授
　　　　　　　東京曳舟病院泌尿器科部長）
　　髙橋　　悟（保険委員長　日本大学泌尿器科学系泌尿器科学分野教授）
　　篠原　信雄（委員　北海道大学大学院医学研究院腎泌尿器外科学教室教授）
　　藤元　博行（委員　国立がん研究センター中央病院泌尿器・後腹膜腫瘍科科長）
　　岸田　　健（委員　神奈川県立がんセンター泌尿器科部長）
　　中村　晃和（委員　大阪府済生会吹田病院泌尿器科科長
　　　　　　　京都府立医科大学泌尿器科客員教授）
　　原　　　勲（委員　和歌山県立医科大学泌尿器科教授）
　　金山　博臣（委員　徳島大学大学院医歯薬学研究部泌尿器科学分野教授）
　　賀本　敏行（委員　宮崎大学医学部発達泌尿生殖医学講座泌尿器科学分野教授）
　　宮﨑　　淳（委員　国際医療福祉大学医学部腎泌尿器外科主任教授）
〔日本病理学会〕
　　森永正二郎（委員長　日野市立病院病理診断科部長）
　　田中　祐吉（委員　神奈川県立こども医療センター臨床研究所長）
　　都築　豊徳（委員　愛知医科大学病院病理診断科教授）
　　渡邊　麗子（委員　国立がん研究センター中央病院病理・臨床検査科医員）
〔日本医学放射線学会〕
　　溝脇　尚志（委員長　京都大学大学院医学研究科放射線腫瘍学・画像応用治療学教授）
　　楫　　　靖（委員　獨協医科大学放射線医学講座主任教授）
〔日本臨床腫瘍学会〕
　　安藤　正志（委員長　愛知県がんセンター中央病院薬物療法部医長）

〔評価委員〕
　　三木　恒治（委員長　済生会滋賀県病院院長
　　　　　　　滋賀県済生会医療福祉センター総長
　　　　　　　京都府立医科大学名誉教授・特任教授）
　　荒井　陽一（委員　宮城県立がんセンター総長）
　　那須　保友（委員　岡山大学大学院医歯薬学総合研究科泌尿器病態学教授）

第3版 序

　精巣腫瘍取扱い規約の第1版はCis-platinumが使用されだして間もなくの1984年2月に刊行されている。その後の治療成績の格段の向上は，患者のQOLを重視する治療法の模索へと展開していった。できる限り患者の「QOLを損なわない治療法」の選択には臨床的病理診断や病理組織学的診断，それに基づいた治療計画が重要と考えられ，取扱い規約第2版が1997年3月に刊行された。

　今回の改訂では新しく加えられたものに化学療法におけるPBSCT (Peripheral blood stem cell transplantation)や大量化学療法，画像診断のPET，マーカー値を重視した病期分類International germ cell consensus classification (IGCCC)などがある。また，評価方法もResponse evaluation criteria in solid tumor (RECIST) 評価方法，QOL評価 (FACT調査)，CTCAEなど国際的に標準化された指標も導入されている。今回新しくExtragonadal germ cell tumorの診断も加えられた。一方で，近年あまり使用しない画像診断におけるリンパ管撮影は削除された。

　今回の改訂は泌尿器科癌登録を考慮し，登録しやすい取扱い規約を作成することも心掛けられた。第2版刊行から7年目と比較的短期間であるが，前述のように多くの追加・改訂がなされたことは本領域の学問の進歩を示すものである。

　最後になりましたが，本書の改訂は三木恒治委員長をはじめ別掲の20名の先生方のご努力の賜物であり，特に日本病理学会の森永正二郎先生，田中祐吉先生，ならびに顧問の垣添忠生先生，吉田修先生に謝意を表したく存じます。

　本規約による精巣腫瘍の全国登録が予定されています。登録用プログラムのディスクは2005年度の日本泌尿器科学会誌に添付・配付されますのでご協力のほどよろしくお願い申し上げます。

　本規約をご活用頂くことで，20％前後の難治性精巣腫瘍の予後改善や基礎・臨床面でのますますの進歩を強く望む次第です。

平成17年3月

日本泌尿器科学会理事長
守　殿　貞　夫

精巣腫瘍取扱い規約作成委員会（第3版）（敬称略）
〔日本泌尿器科学会〕
　　守殿　貞夫（日本泌尿器科学会理事長　神戸大学理事・大学院教授）
　　村井　　勝（日本泌尿器科学会前理事長　慶應義塾大学教授）
　　三木　恒治（委員長　京都府立医科大学大学院教授）
　　赤座　英之（委員　筑波大学大学院教授）
　　荒井　陽一（委員　東北大学大学院教授）
　　小川　　修（委員　京都大学大学院教授）
　　大島　伸一（委員　国立長寿医療センター総長）
　　香川　　征（委員　徳島大学医学部・歯学部附属病院病院長）
　　北村　唯一（委員　東京大学大学院教授）
　　窪田　吉信（委員　横浜市立大学大学院教授）
　　公文　裕巳（委員　岡山大学大学院教授）
　　塚本　泰司（委員　札幌医科大学教授）
　　内藤　克輔（委員　山口大学教授）
　　内藤　誠二（委員　九州大学大学院教授）
　　並木　幹夫（委員　金沢大学大学院教授）
　　野々村克也（委員　北海道大学大学院教授）
　　平尾　佳彦（委員　奈良県立医科大学教授）
　　藤岡　知昭（委員　岩手医科大学教授）
　　藤元　博行（委員　国立がんセンター中央病院医長）
　　水谷　陽一（事務　京都府立医科大学大学院助教授）
　　野々村祝夫（事務　大阪大学大学院助教授）
　　垣添　忠生（顧問　国立がんセンター総長）
　　吉田　　修（顧問　奈良県立医科大学学長）
〔日本病理学会〕
　　森永正二郎（委員長　北里研究所病院病理科部長）
　　田中　祐吉（委員　神奈川県立こども医療センター病理科部長）

第 2 版　序

　第1版の取扱い規約が1984年2月に刊行されてから13年が経過した。この間に画像診断技術は機器の改良に伴い飛躍的に向上し，治療面では1970年代後半のcis-platinumの登場による格段の治療成績の向上から，1990年代にはいり，個々の症例のQOLをより重視する治療法を模索する時代へと変化してきた。必要かつ十分な治療法を選択し，かつできうる限り患者のQOLを損なわない治療法を選択するためには，臨床的病理診断や病理組織学的診断，およびそれに基づいた治療計画がより緻密なレベルで施行・決定される必要がある。このような背景の中で取扱い規約第2版の要望が各方面から高まり，今回の改訂となった。この間に泌尿器科学会用語委員会により，「睾丸」も「精巣」と統一して呼称することも明確に示された。

　転移性精巣腫瘍に対する抗癌化学療法剤を中心とした治療法はすでに体系化したものとなり，めざましい治療成績から固形腫瘍の集学的治療のモデルとなっている。本疾患は発生頻度は低いが，好発年齢が20〜40歳の青壮年男子であり社会的な影響は極めて大きい。したがって，1施設で年間に治療する症例数の少ない本疾患こそ，各施設で共通の診断・治療基準に沿って治療にあたる必要性はより高いといえ，本取扱い規約の存在意義が深い点である。

　今回の改訂にあたっては特に日本病理学会からの各委員の先生方に多大なご協力を頂き，病理学的な記載の改訂が大きな特徴となっている。図版もすべてカラーとし，若い先生方の参考書としても大いに活用していただけるものと確信している。一方，臨床面では，本規約とは異なった，予後をより反映する進展度分類が内外から幾つか提唱されている。また，MRIなど新たな画像診断法の評価がコンセンサスを得るに至っておらず，これらの点は，次回の改訂のため，精巣腫瘍の治療に携わる読者の方々からの忌憚のないご意見が寄せられることを切に希望するところである。

平成9年3月

日本泌尿器科学会理事長
吉　田　　　修

日本泌尿器科学会　精巣腫瘍取扱い規約作成委員会（第2版）
　　委員長　吉田　修
　　委　員　野々村克也，一条　貞敏，古畑　哲彦，石橋　　晃，河合　恒雄，内藤　克輔，
　　　　　　斎藤　　薫，長船　匡男，朝日　俊彦，上田　豊史，野田　進士
　　事　務　飛田　収一，筧　　善行

日本病理学会　精巣腫瘍取扱い規約作成委員会（第2版）
　　委員長　藍沢　茂雄
　　委　員　森永正二郎，秦　　順一

第1版　序

　睾丸腫瘍は，本邦ではその発生頻度が比較的低いが，20〜40歳の青壮年男子，すなわち春秋に富む若者や働き盛りの年代に多いことから，社会的にも重要な疾患ということができる。

　近年，性腺腫瘍に特に有効な抗癌剤がつぎつぎと開発され，転移性進行癌も含めて，その予後がいちじるしく改普されつつあり，広く医学各領域のOncologistsの関心を呼んでいることはご承知のとおりである。

　しかし，睾丸腫瘍の病理組織学的構造は，従来多くの分類法が提唱されてきたのをみてもわかるように，きわめて多様であり，また前述のごとく，比較的低頻度であるため，個々の診療施設の経験例だけでは，本疾患全般にわたる十分な臨床的研究はむずかしく，したがって最近では，多くの診療機関の症例を一定の規約のもとで記録し，集計解析したりあるいは情報交換に便ならしめることの必要性が強調されるようになった。

　日本泌尿器科学会では，数年前より，このような要望や，また悪性腫瘍に対する関心の高まりを受け，おもな尿路性器癌（腎癌，膀胱癌，前立腺癌および睾丸腫瘍）について，それぞれ学会としての取扱い規約の作成を企図し，すでに，膀胱癌および腎癌の取扱い規約が発行された。そして引続き今回，睾丸腫瘍取扱い規約が，別掲のごとき吉田修教授を中心とする16名の作成委員（日本泌尿器科学会12名，日本病理学会4名）の方々の2年有余にわたるご努力の成果として完成し，発行される運びとなった。

　ここに貴重な時間を，本規約作成のために惜しみなく割かれ，献身的にご尽力頂いた両学会代表の委員の皆様に深甚の謝意を表するとともに，全会員諸兄が，本規約作成にそった趣旨をご理解のうえ，これを有効に活用されるようお願い申し上げる次第である。

　今後，この規約も，急速な医学の進歩に応じ，あるいはまた，実際使用したうえでの問題点などにつき必要な改訂がおこなわれるはずであるが，ともかく，一つの原則的規約が本邦に定着することで，近い将来，広い範囲から多くの睾丸腫瘍症例の詳細が集積検討されるようになり，それが本症の医療対策の発展に大いに役立つことを期待してやまない。

昭和59年2月

日本泌尿器科学会理事長
新　島　端　夫

日本泌尿器科学会　睾丸腫瘍取扱い規約作成委員会（第1版）
　　委員長　吉田　修
　　委　員　平野　哲夫，一条　貞敏，古畑　哲彦，石橋　　晃，河合　恒雄，川口　光平，
　　　　　　斎藤　薫，長船　匡男，朝日　俊彦，上田　豊史，野田　進士
　　事　務　川村　寿一，宮川美栄子

日本病理学会　睾丸腫瘍取扱い規約作成委員会（第1版）
　　委員長　笹野　伸昭
　　委　員　藍沢　茂雄，畠山　　茂，森永正二郎

総　説

1. 目　的　*2*
2. 対　象　*2*

第1部　臨床的事項

A. 病歴記載法　*4*

1. 個人識別に必要な事項の記載法　*4*
2. 臨床症状の記載法　*5*

B. 臨床所見記載法　*7*

1. 身体所見　*7*
2. 受診時の一般全身状態　*7*
3. 血液，生化学的検査および精液検査　*9*
4. 画像診断　*14*
5. 高位精巣摘除術の取扱い　*22*

C. 臨床（術前）診断の総合評価　*23*

1. 治療前臨床病期分類　*23*
2. TNM 分類（UICC）　*23*
3. TNM 臨床病期分類　*27*
4. 日本泌尿器科学会病期分類　*27*
5. IGCCC（International germ cell consensus classification）　*28*
6. サルベージ療法開始前の予後評価（IGCCC2）　*29*
7. 性腺外胚細胞腫の疫学と診断　*29*

D. 治療方法の記載法　*32*

1. 手術療法　*32*
2. 化学療法　*35*
3. 放射線療法　*38*

第2部　病理学的事項

1. 基本方針　*42*

2 検索材料の由来および施行された治療　*42*
3 検索材料の取扱いおよび検索方法　*42*
4 組織分類　*45*
5 組織分類の説明　*50*
6 pTNM 病理組織学的分類　*64*
7 報告書記載例　*67*
8 病理組織写真　*72*

第3部　治療効果判定基準

A. 治療効果の判定　*96*

1 治療効果判定法　*96*
2 ベースライン（治療前）での評価　*96*
3 効果判定とその方法　*98*
4 時点効果 Time point response の判定　*100*
5 最良総合効果判定　*101*
6 効果判定の頻度　*102*
7 確定のための測定/奏功期間　*103*
8 無増悪生存期間/無増悪生存割合　*103*
9 最良総合効果に関する結果の報告　*104*

B. 組織学的治療効果判定基準　*106*

1 検索材料　*106*
2 判定基準分類　*106*

C. QOL　*108*

D. Follow-up 基準　*110*

E. 転帰記載法　*112*

F. 治療成績の集計方法　*113*

第4部　有害事象

A. 有害事象記載法　*116*

B. 早期有害事象　*120*

C. 晩期有害事象　*121*

資料1 生活の質調査票　EORTC QLQ-C30　*124*
資料2 生活の質調査票　EORTC QLQ-TC26　*126*
資料3 化学療法有害事象（早期および晩期）：有害事象共通用語 V4.0 日本語訳 JCOG 版（CTCAE v4.0-JCOG）（抜粋）　*128*
資料4 放射線療法有害事象（早期および晩期）：有害事象共通用語 V4.0 日本語訳 JCOG 版（CTCAE v4.0-JCOG）（抜粋）　*134*
資料5 RTOG/EORTC 遅発性放射線反応評価基準（日本語訳 JCOG 版第 2 版）（抜粋）　*136*

総　説

1 目 的

　本規約は精巣腫瘍の臨床的事項，病理学的事項，治療効果および有害事象判定基準，QOL評価法などに関する記載の仕方を約束するものである。精巣腫瘍は20～40歳の青壮年男子に好発し，社会的に重要な悪性腫瘍である。一方で，発生頻度が低い希少癌と位置づけられ，施設あたりの症例数が少ないのも事実である。そのため各施設で共通の記載方法を用いて診療にあたることが求められている。本規約を作成することにより，全国共通の基準のもとに精巣腫瘍に関する疫学情報や各種治療法の成績を解析することが可能となり，精巣腫瘍に対する最善の診断と治療に役立つものと期待される。

2 対 象

　本規約は原発性精巣腫瘍（性索間質性腫瘍も含む）を対象とするが，性腺外胚細胞腫の疫学と診断についても「臨床（術前）診断の総合評価」の項で述べた。

第1部
臨床的事項

■ 改訂された主な事項

1. 臨床検査，治療法について，現在の診療に則し記載内容を変更した。
2. Performance status（PS）は Eastern cooperative oncology group（ECOG）の評価法を採用した。その他の臨床所見記載法として ASA（American Society of Anesthesiologists）スコア，Charlson Comorbidity Index などを記載した。
3. 腫瘍マーカー，特に human chorionic gonadotoropin（hCG）の測定方法，測定キットについてさらに詳細に記載した。
4. 画像診断の項では CT，MRI を中心に撮影法も含めて，最新の知見を記載した。典型的画像もすべて更新した。
5. 病期分類について UICC TNM 悪性腫瘍の分類第8版（2017年）に基づき記載した。今回の改訂では本規約の第2版から採用されてきた日本泌尿器科学会病期分類も併記したが，次回の改訂では記載しない方向で検討する予定であることを明記した。
6. 所属リンパ節を TNM 分類日本語訳に順じ，領域リンパ節と記載した。
7. サルベージ療法開始前の予後評価（いわゆる IGCCC2）について記載し，その使用上の注意について述べた。

A 病歴記載法

　本規約は病歴記載上の必要事項を定め，記載上使用される語彙に説明，または解説を加えたものである．本規約作成以前の症例には本規約を適用しなくてもよい．各種治療法の効果判定上，臨床症状や検査所見について症状の軽重，所見の重症度を問われることがあるので，項目によってその程度を分類した．

1 個人識別に必要な事項の記載法

1）患者氏名
2）生年月日，身長，体重
3）国籍，人種（日本人，白人，黒人，日本人を除くアジア人，その他に分類して記載）
4）現住所，連絡先：電話番号等
5）職業
次に示す職業分類による．小児例は必ず，成人例はできれば，親の職業を記入する．学生の場合も職業（アルバイト）を記入する．高齢者の場合は無職のことが多いが，過去に従事した主な職業と期間を記載する（表1）．
7）初診年月日，初診時年齢
8）初診施設
初診施設において治療を受けている場合，その内容を記載する．
9）初診時合併症
泌尿器に関連する合併症とそれ以外の合併症に分けて記載する．また，いつから診断され，どのような治療をどのくらいの期間受けているのかについても記載する．
10）既往歴

表1　職業分類（日本標準職業分類，平成21年基準に準ず）

A．管理的職業従事者
B．専門的・技術的職業従事者
C．事務従事者
D．販売従事者
E．サービス職業従事者
F．保安職業従事者
G．農林漁業従事者
H．生産工程従事者
I．輸送・機械運転従事者
J．建設・採掘従事者
K．運搬・清掃・包装等従事者
L．分類不能の職業

既往歴については特に下記の疾患に留意する。
①停留精巣，鼠径ヘルニア，反対側の精巣腫瘍などの既往
既往が有る場合は，左右の別，手術年月日などを記入する。
②陰嚢内手術，外陰部外傷，精巣炎，高熱疾患，放射線曝露，不妊症・精液検査異常，その他の既往
既往が有る場合は，発症時期，その内容を記入する。
11）家族歴
3親等以内（父母，同胞，祖父母，おじ，おば，実子）の癌の有無とその内容（部位と続柄），ならびに停留精巣，先天異常などを記入する（3親等以内で記入する）。
12）精巣腫瘍の家族歴
祖父，父親，兄弟，子供，その他に分類して記載する。
13）疫学的事項
以下の項目に留意して記載する。
①出生時両親の年齢　小児例では両親の年齢とともに流産の有無，母親の喫煙歴，母親の服薬歴（避妊薬，エストロゲンなど），妊娠中の薬剤投与の有無，その内容を記載する。
②出生時体重・早産
③結婚歴　実子の年齢（初診時）
④学歴
⑤嗜好品・食品（タバコ，アルコール，コーヒー，牛乳・チーズなど）
⑥その他の習慣　常用薬の種類，量，服用期間（時期）について記載する。

2 臨床症状の記載法

すべての症状に関して必ず発現時期を記載する。発現時期については最初に自覚的症状が現れた時期，または他覚的所見を指摘された時期をいう。また再発例についてはすべて再発時期を中心に記入する。

ⓐ 原発巣による症状
1）陰嚢内腫瘤（左右）
2）精巣痛

ⓑ 転移によると思われる症状
1）腹部腫瘤
2）リンパ節腫脹（部位と大きさ）
3）癌性疼痛（部位と程度）
　程度についてはWong-Bakerによるフェイス・スケール（図1）やnumerical rating scale（NRT）（図2）を用いる。
4）神経系の異常

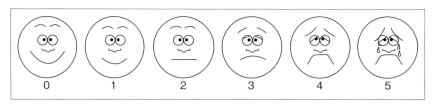

図1　Wong-Baker によるフェイス・スケール
0＝まったく痛みがなくとても幸せ，1＝ちょっとだけ痛い，2＝それよりもう少し痛い，3＝もっと痛い，4＝かなり痛い，5＝必ず泣くほどではないが，想像出来る最も強い痛み。今の痛みを最もよく表す顔を患者に指してもらう。
(Whaley L：Nursing Care of Infants and Children（ed 3). St Louis, MO, Mosby, 1070, 1987)

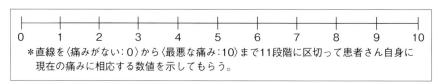

図2　NRS：numerical rating scale
直線を〈痛みがない：0〉から〈最悪な痛み：10〉までの11段階に区切って，患者自身に現在の痛みに相応する数値を示してもらい，痛みを評価する。

5）呼吸器系の異常
6）消化器系の異常
7）女性化乳房（hCG が著明に上昇した症例）
8）その他

ⓒ 全身症状
1）嘔気，嘔吐，食思不振
2）体重減少
時期と程度（％）。
3）発熱
4）浮腫
5）その他

ⓓ 無症状で検診等により偶然に発見された場合

B 臨床所見記載法

1 身体所見

ⓐ 一般身体所見
1) 身長
2) 体重
3) BMI
   BMI＝体重 kg/(身長 m)^2 で計算する。
4) 体温
   測定した部位についても記載する。
5) 血圧
6) 表在リンパ節腫大の有無
   ある場合は大きさと部位（鎖骨上リンパ節など）を記載する。
7) 女性化乳房の有無
8) 腹部腫瘤の有無
   触知する場合は部位，大きさ，表面の性状，硬度，圧痛，可動性について記載する。
9) その他の異常所見

ⓑ 局所所見
腫瘤の触知，患側，部位，大きさ，進展状況について，以下の基準に従って記載する。
1) 腫瘤の触知：あり，なし，不詳
2) 患側：右側，左側，両側，不詳
3) 部位：陰嚢内，鼠径部
4) 大きさ：　　×　　cm
5) 進展状況：精巣本体に限局，精巣白膜をこえて浸潤，精巣上体に浸潤，精索に浸潤，陰嚢壁に浸潤（なお，臨床病期における T 分類は局所所見に精巣摘除術時の病理所見を含めて決定される）

2 受診時の一般全身状態

ⓐ 受診時の一般全身状態（Performance status）
Eastern cooperative oncology group（ECOG）による（表1）
PS　0～4　（判定時期　　年　　月　　日）

表1　ECOG の Performance Status（PS）の日本語訳

Performance Status スコア

スコア	定義
0	まったく問題なく活動できる。 発病前と同じ日常生活が制限なく行える。
1	肉体的に激しい活動は制限されるが，歩行可能で，軽作業や座っての作業は行うことができる。 例：軽い家事，事務作業
2	歩行可能で，自分の身の回りのことはすべて可能だが，作業はできない。 日中の50％以上はベッド外で過ごす。
3	限られた自分の身の回りのことしかできない。日中の50％以上をベッドか椅子で過ごす。
4	まったく動けない。 自分の身の回りのことはまったくできない。 完全にベッドか椅子で過ごす。

（Common Toxicity Criteria Version 2.0 Publish Date April 30, 1999）

❺ 治療前（術前）の全身状態評価

1) ASA（American Society of Anesthesiologists）スコアによる（表2）。
2) Charlson Comorbidity Index による（表3）。

表2　ASA（American Society of Anesthesiologists）スコア

Class	状態
1	器質的，生理的，生化学的あるいは精神的な異常がない。手術の対象となる疾患は局在的であって，全身的（系統的）な障害を惹き起こさないもの。例：鼠径ヘルニアあるいは子宮筋腫などがあるが，ほかの点では健康な患者。
2	軽度～中程度の系統的な障害がある。その原因としては外科的治療の対象となった疾患または，それ以外の病態生理学的な原因によるもの。例：AHA（American Heart Association）の心疾患の分類の1および2aに属するもの。軽度糖尿病，本態性高血圧症貧血，極度の肥満，気管支炎（新生児および80歳以上の老人では，特に系統的疾患がなくともこの class に入る）。
3	重症の系統的疾患があるもの。この場合，系統的な障害を起こす原因は何であってもよいし，はっきりした障害の程度を決められない場合でも差し支えない。例：AHAの2bに属するもの。重症糖尿病で血管病変を伴うもの。肺機能の中～高度障害。狭心症またはいったん治癒した心筋梗塞のあるもの。
4	それによって生命がおびやかされつつあるような高度の系統的疾患があって，手術をしたからといって，その病変を治療できるとは限らないもの。例：AHAの3に属するもの。肺，肝，腎，内分泌疾患の進行したもの。
5	瀕死の状態の患者で助かる可能性は少ないが，手術をしなければならないもの。例：動脈瘤の破裂で高度のショック状態に陥っている患者。脳腫瘍があって急速に脳圧が上昇している患者。広範な肺塞栓のあるもの（この種の患者では麻酔よりもむしろ蘇生が必要）。 緊急手術はこれにEをつける。

小栗顕二（編）：麻酔の研修ハンドブック改訂第3版．東京，金芳堂，1999

表3 Charlson Comorbidity Index

スコア	疾患
1	心筋梗塞
	うっ血性心不全
	末梢血管疾患
	脳血管疾患
	認知症
	慢性肺疾患
	膠原病
	胃腸潰瘍
	軽度の肝疾患
	糖尿病
2	片麻痺
	中等度-重度の腎疾患
	末期臓器障害を伴う糖尿病
	なんらかの癌
	白血病
	リンパ腫
3	中等度-重度の肝疾患
4	転移性の癌
	AIDS

原著：Charlson ME, Pompei P, Ales KL MacKenzie CR：A new method of classifying prognostic comorbidity in longitudinal studies：development and validation. J Chronic Dis 40：377-383, 1987

3 血液，生化学的検査および精液検査

a 一般検査

化学療法が施行される症例では，血算，生化学により骨髄機能，肝および腎機能の評価を行う．ブレオマイシンによる肺障害のリスクがあることから，化学療法前には血液ガス検査を施行しておくとよい．またヒト絨毛性性腺刺激ホルモン（Human chorionic gonadotropin：hCG）が著明高値で肺転移を伴う症例では，化学療法により肺胞出血による呼吸不全をきたす（絨毛癌症候群）場合があり，血液ガス検査を行っておくことがより強く推奨される．

b 腫瘍マーカー

精巣腫瘍の腫瘍マーカーとしてはα-胎児蛋白（Alpha-fetoprotein：AFP），hCGおよび乳酸脱水素酵素（Lactate dehydorogenase：LDH）がある．これらは，精巣腫瘍の診断，治療効果判定，経過観察に不可欠の検査であり，治療前に必ず測定する．また，異常値が続く間は頻回に測定する必要がある．経過観察中は転移を認めなくても，定期的な測定が必要である．TNM臨床分類のS分類および転移のある症例におけるIGCC分類では，精

巣摘除後，転移巣治療開始前に測定した最低値で判定する。
この項の検査に関しては，測定方法と正常値を明記すること。

1）AFPについて

本検査は精巣腫瘍以外の病態でも異常値を示すことがあるので注意する。まず，乳児は正常でもAFPが高値を示す場合がある。他に，AFPが異常値を示す疾患には，原発性肝癌，転移性肝癌，肝硬変，肝炎などがあり，AFP測定と同時に肝機能検査も併せて行う。肝疾患との鑑別にはAFPレクチン分画の測定が有用である。薬剤性肝障害や慢性肝炎などの良性疾患ではAFP-L1分画が上昇する。精巣腫瘍ではL2，L3分画，肝細胞癌ではL3分画が優位となる。

2）hCGについて

S分類およびIGCC分類のためには，トータルまたはインタクトhCG（$\alpha \cdot \beta$鎖）（単位：mIU/mL）を測定する。Free β-hCG分画測定キット（単位：ng/mL）はS分類およびIGCC分類には使用できない（表1）。hCGはα-subunit，β-subunitよりなる。α-subunitはLuteinaizing hormone（LH），Follicule stimulating hormone（FSH）やThyroid stimulating hormone（TSH）と構造が類似しており，1990年代までのhCG測定法ではLH，FSH，TSHとの交叉反応性の可能性があった。しかし近年のhCG測定キットはすべてβ分画を認識するモノクローナル抗体を用いた2-site immunometric assayであり，臨床上問題となるLHとの交差はない。hCGが上昇する病態（精巣腫瘍，絨毛癌，胞状奇胎，妊娠など）ではα-subunitと結合していない遊離のβ-subunit（Free β-hCG）が血中に存在する。hCG-β分画測定キットには，Free β-hCGのみを測定するキット（free β-hCG）とα-subunitと結合しているβ-subunitを測定するキット（インタクトhCG），およびFree β-hCGとインタクトhCGの両者を併せて測定するキット（トータルhCG）がある（図1）。Free β-hCGの単位はng/mLでインタクトおよびトータルhCGの単位はmIU/mLである（表1）。Free β-hCGは偽陽性が約1割存在する。また，Free β-hCGはIGCC分類，TNMのS分類に使用できないので，病期診断やIGCC分類を行う際にはFree β-hCGのみによる評価は行うべきではない。測定に際しては，その測定法を確認し正常値とともに記載する。同一の患者に対しては経過中同一の測定キットを用いることが望ましい。初診時（治療前）にはトータルまたはインタクトhCG（$\alpha \cdot \beta$鎖）を必ず測定し，その後はキットの

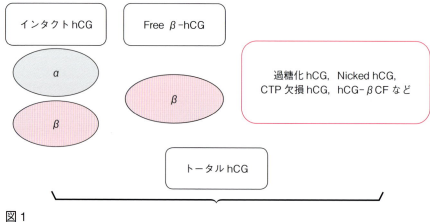

図1

表1 hCG測定キット一覧表

製造元	試薬名	使用機器名	測定範囲 (mIU/mL)	測定対象 intact HCG	測定対象 total HCG	測定対象 free β	測定検体 血清/血漿	測定検体 尿
ロシュ ダイアグノスティクス	エクルーシス試薬 HCGⅡ STAT	コバス/ エクルーシス	0.5〜10,000	○			○	○
	エクルーシス試薬 HCG+β		0.1〜10,000		○		○	
東ソー	Eテスト「TOSOH」Ⅱ (βHCG)	AIA	0.5〜400		○		○	
	Eテスト「TOSOH」Ⅱ (HCGⅡ)		血液: 0.5〜2,000 尿: 2.5〜10,000	○			○	○
シーメンスヘルスケアダイアグノスティクス	ケミルミ ACS-HCGⅡ	ADVIA Centaur	2.0〜1000		○		○	
アボット	アーキテクト・βHCG	アーキテクト	1.2〜15,000		○		○	
	βHCG・アボット	アキシム	2〜1000		○		○	
富士レビオ	ルミパルス・βHCG	ルミパルス	1.5〜1,000		○		○	
シスメックス・ビオメリュー	バイダスアッセイキット HCG	バイダス	2〜1500	○			○	○
日水製薬	エバテスト HCG	エバネット EV20	2〜1000	○			○	○
オーソクリニカルダイアグノスティクス	ビトロス HCGⅡ	ビトロス	2.39〜15,000		○		○	
三菱化学メディエンス	パスファースト HCG	パスファースト	5〜500		○		○	○
製造元	試薬名	使用機器名	測定範囲 (ng/mL)	intact HCG	total HCG	free β	血清/血漿	尿
シーメンスヘルスケアダイアグノスティクス	シーメンス・イムライズ フリーβHCGⅡ (＊)	イムライズ	0.04〜80			○	○	
セティー・メディカルラボ	ボールエルザ(＊)	用手法	0.1〜50			○	○	○

＊：下の2段のキットは測定結果が「ng/mL」で表示される。これらのキットのみで測定することは避けるべき

特性を理解したうえで適宜経過を観察する。経過観察中に臨床所見と一致しない測定値の変動を認めた場合などは，測定キットの変更の有無を確認する。また，加齢や化学療法による性腺機能低下症例ではテストステロン分泌が低下することによって下垂体からhCG様物質（下垂体性hCG）が分泌され，偽陽性を示すことがある。しかし性腺機能低下例ではネガティブフィードバックによりLHRH分泌が亢進し，血中テストステロンが正常である場合もあり，下垂体性hCGの鑑別にはテストステロン試験が有用である[1]。hCG測定後にテストステロン（エナルモンデポ注®）を投与し，その約1週間後にhCGを再度測定する。これでhCGが正常値以下に低下すれば下垂体性hCGと判定する。

【文献】
1) Takizawa A, Kawai K, Kawahara T et al：The usefulness of testosterone administration in identifying false-positive elevation of serum human chorionic gonadotropin in patients with germ cell tumor. J Cancer Res Clin Oncol 2017 Sep 13. doi：10.1007/s00432-017-2520-5.［Epub ahead of print］

3）LDHについて

LDHは特異的なマーカーではないが，陽性率が比較的高いうえ，腫瘍の消長とともに比較的よく一致して変動する。またセミノーマではLDHのみが上昇する場合も多い。LDHは他の悪性腫瘍でも陽性となるうえ，種々の臓器細胞の壊死ならびに細胞膜透過性亢進においても上昇がみられるので注意を要する。

LDHの上昇する他疾患のうち，代表的なものとしては，各種癌，白血病，心筋梗塞，肝炎，筋ジストロフィー，貧血などが挙げられる。したがって，これらを鑑別する必要がある。また，LDHのIsoenzymeを測定するのもよい。LDHのIsoenzymeにはLDH1-LDH5があり，精巣腫瘍ではLDH1，2が異常増加することが多い。

● 胚細胞腫瘍（精巣腫瘍および性腺外胚細胞腫瘍）における腫瘍マーカーの意義

胚細胞腫瘍における腫瘍マーカーは，組織診断の推定はもとより，転移診断，治療効果判定にも有用である。

1）病理診断前の診断価値

陰嚢内腫瘍あるいは縦隔や後腹膜に腫瘍があり，AFP，hCGのいずれか，または両者が高値ならば胚細胞腫瘍の可能性はかなり高い。精巣腫瘍でも腫瘍マーカーが陰性である症例も多いので，精巣腫瘍の確定診断は高位精巣摘除による組織診断でなされるべきであって，腫瘍マーカーはこれに代わるものではない。

2）組織型の推定

腫瘍マーカー陽性の有無により胚細胞腫瘍の組織型の推定が可能である。AFPは胎児性癌，未熟奇形腫，卵黄嚢腫瘍，あるいはこれらの要素を含む混合組織型腫瘍で産生される。セミノーマおよび絨毛癌では産生されない。よって，病理診断がセミノーマの単一型であっても，血中AFP陽性の場合は，非セミノーマの要素の存在につき原発巣の詳しい組織学的再検索が必要である。また，たとえ組織学的に証明されなくても，AFP陽性の他

疾患を鑑別のうえで，非セミノーマとして取り扱う。セミノーマでhCG陽性の場合は，大半は組織内にSyncytiotrophoblastic cell（STC）が散在性に存在することによる。しかし，hCGの高値が持続する場合には絨毛癌の成分が存在する可能性に注意して，原発巣の詳しい組織学的再検索が必要である。

　非セミノーマは，AFP，hCGのいずれか，または両者が陽性となる場合が多い。絨毛癌はすべてhCG陽性である。組織学的検索で絨毛癌は含まないとした非セミノーマで，hCG陽性の場合は，STCや絨毛癌の要素の存在につき組織学的再検索が必要である。

　hCGは絨毛癌のすべて，セミノーマおよび胎児性癌の一部で産生される。

3）転移診断

　精巣摘除術前にAFP，hCGのいずれか，または両者が高値であった症例では，術後腫瘍マーカーの推移を定期的に観察する。AFPやhCGの半減期（半減期についてはTNM分類の項に記載）から推定して正常化すべき日を越えてもAFP，hCGのいずれか，または両者が異常値を示す場合は，転移があるものと考えて，より詳細な転移巣の検索を行う。

　治療により腫瘍マーカーが正常化した後の経過観察中に，AFP，hCGのいずれか，または両者が上昇した場合は再発と考えて転移巣の検索を行う。ただし，AFPおよびhCGが正常でも再発，転移はありうるので注意を要する。原発巣や転移巣に奇形腫の成分を含んでいた症例で，治療によりAFPやhCGが正常化し，その後正常値が持続しているにもかかわらず画像上で再発や腫瘍の増大が認められた場合，再発腫瘍は奇形腫や奇形腫悪性転化である可能性がある。

4）治療効果判定

　精巣腫瘍治療の効果判定における腫瘍マーカーの意義は大きい。RECISTでは腫瘍マーカーは測定可能病変に分類され，非標的病変の中の1つとして評価されるが，本規約では効果判定の表記に関して，腫瘍マーカーの推移がわかるように定義した（治療効果判定基準の項に記載）。

　腫瘍マーカーは腫瘍の消長とよく一致するが，導入化学療法の1コース目の早期には腫瘍崩壊により，マーカーサージといわれる一過性の腫瘍マーカー上昇が見られることがあり，解釈に注意が必要である。

　一方，化学療法による治療中に，腫瘍マーカーが正常化しないが上昇を認めない（異常高値で安定，あるいは漸減するが正常化しない）場合がある。囊胞状成熟奇形腫が残存し，その囊胞内容液中に腫瘍マーカーが高濃度に含まれており，血中腫瘍マーカーが正常化しない原因になっていることがある。

ⓓ 精液検査

　化学療法を受ける患者では精子形成能に障害が生じるため，希望者には治療前に精子凍結保存を提案するべきである。その際には精液検査が行われる。

　精液所見は以下の項目について記載する。

　①精液量　　　　　mL
　②精子濃度　　　　×　10^6/mL

③精子運動率　％
④奇形率　％

4 画像診断

　精巣腫瘍における画像診断の役割には，(1) 初診時の精巣の評価，(2) 初診時の病期診断のためのリンパ節転移・遠隔転移の有無の確認，(3) 治療効果判定・再発診断がある。(1) の目的には精巣を対象とした超音波断層法 (ultrasonography) や磁気共鳴画像法 (magnetic resonance imaging：MRI)，(2) と (3) の目的には胸部・腹部・骨盤部のコンピュータ断層撮影 (computed tomography：CT) が主として用いられる。また，個々の症例のリスクに応じて骨シンチグラフィ，脳MRIなどが行われる。またセミノーマの化学療法後の残存病巣の活動性の評価には18 F-fluorodeoxyglucose (FDG)-ポジトロン断層法 (positron emission tomography：PET) が用いられる。

ⓐ 精巣の評価法

【精巣超音波断層法】（図1〜4）
　超音波断層法は陰囊内腫瘤の性状を明らかにすることができ，かつ侵襲の少ない有用な検査法である。したがって精巣腫瘍の評価はまず超音波断層法によって行われる。

【精巣MRI】（図1〜3）
　超音波断層法で必ずしも悪性といえない場合や，悪性リンパ腫の疑いがある場合は，精巣MRIを追加する。これによって精巣摘除術が回避できる場合もある。

1) 精巣MRI撮影法

　精巣腫瘍を疑う場合は両側陰囊を撮影の対象とし，受信コイルには空間分解能の高い

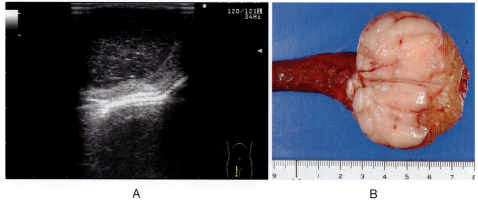

図1　セミノーマ
超音波断層像（A）では内部エコーが均一な充実性腫瘤を認める。肉眼的割面像（B）でも灰白色調の均一かつ分葉状の腫瘍を認める。

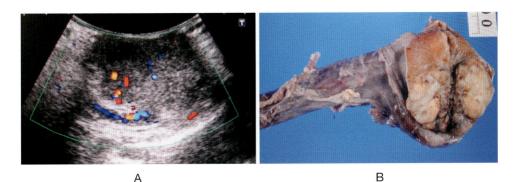

A　　　　　　　　　　　B

図2　非セミノーマ
超音波断層像（A）では不均一な内部エコーを有する血流の豊富な充実性腫瘍を認める。肉眼的割面像（B）も不均一であり，一部壊死組織を伴う。本症例は混合組織型非セミノーマ（胎児性癌＞奇形腫＞絨毛癌，セミノーマ）であった。

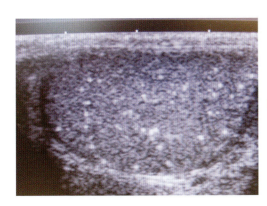

図3　精巣内微小石灰化症
精巣内微小石灰化症（testicular microlithiasis）は精巣腫瘍の腫瘍側精巣や対側精巣によく合併するが，健常人や男性不妊症でも観察される。音響効果を伴わない高輝度エコー像を多発性，びまん性に認める。

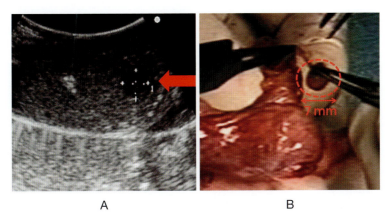

A　　　　　　　　　　　B

図4　精巣腫瘍の治療後経過観察中に対側精巣に発生した腫瘍
精巣腫瘍（非セミノーマ）の経過観察中に hCG が軽度上昇。精査の一環として行われた超音波断層像（A）では体積約 0.6 mL の低エコー領域が描出された。精巣部分切除（B）が行われ，病理診断はセミノーマであった。

surface coil や phased-array coil を用いて撮影する．その際，陰嚢をタオル等でできるだけ固定することが画質を向上させるポイントである．精巣を拡大して評価できるように撮影範囲（field of view（FOV））を 16 cm×16 cm 程度，スライス厚は 5 mm 以下とし，横断像と冠状断像で精索と精巣・精巣上体の関係を確認する[1]．T1 強調像，T2 強調像，脂肪抑制 T1 強調像，拡散強調像，可能であればダイナミック造影 MRI も撮影すると，性状評価に役立つ．ガドリニウム造影剤を用いたダイナミック造影検査では造影剤注入後，1 分毎に撮影を繰り返す．

2）精巣 MRI 評価法（図 5〜7）

T1 強調像では，腫瘍内部に出血や脂肪成分を表す高信号がないかを確認する．T2 強調像では，精巣縦隔や白膜，精巣上体などの正常構造を意識し，腫瘍の形態や信号強度，周囲正常構造との関係を観察する．なお左右の精巣を比較する際には，受信コイル，すなわち体表からの距離に従って信号が減衰するので，体表から精巣までの距離の違いによる信号差を考慮して評価する．

精巣に生じる悪性腫瘍のうち半数程度がセミノーマである．T2 強調像でセミノーマは精巣内の比較的均一な低信号腫瘤として同定でき，内部に線維成分と血管成分に富む低信号隔壁が認められることがある[2]．隔壁構造はガドリニウム造影像で強く増強される．腫瘍内部が不均一な信号であるか，出血を認める場合には，非セミノーマと考える．

60 歳以上では，精巣腫瘍の中で悪性リンパ腫の頻度が最も高くなる．精巣悪性リンパ腫は，びまん性，対称性の精巣腫大として描出されることが多く，精巣上体や精索へ進展しやすい．MRI では，正常精巣に比して T1 強調像で等信号，T2 強調像では低信号を呈し，造影像では腫瘍が存在する領域であっても，精巣縦隔から放射状に伸びる隔壁構造が保たれた状態で描出されることもある．正常構造の破壊がないことを表す所見であり，悪性リンパ腫を疑う重要な所見である[3]．

なお特徴的な良性病変として，精巣内に生じた類表皮嚢胞では，T2 強調像で嚢胞壁は低

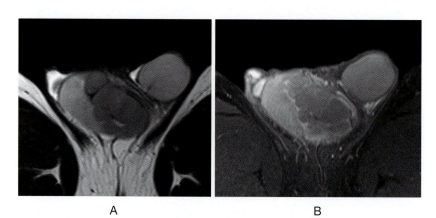

A　　　　　　　　　　　　　　B

図 5　30 歳台　セミノーマ　精巣内病変
T2 強調像（A）で，右精巣内に均一な低信号結節が複数同定できる．脂肪抑制ガドリニウム造影像（B）では，個々の結節の輪郭が増強され，隔壁様に見える．内部は健常精巣と比較してやや低い増強効果を呈する．

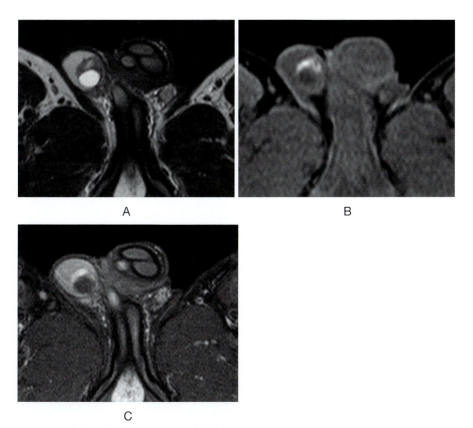

図6　40歳台　非セミノーマ　精巣内病変
T2強調像（A）で，右精巣内に高信号の囊胞様構造の腹側に低信号成分を伴う腫瘤あり。脂肪抑制T1強調像（B）では腹側成分は高信号で出血を疑わせる。脂肪抑制ガドリニウム造影像（C）では，腫瘤内部の増強効果は乏しい。

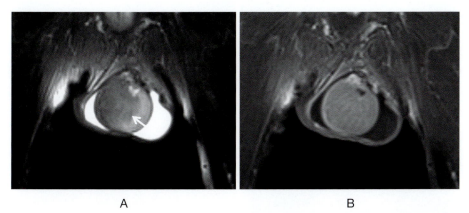

図7　70歳台　悪性リンパ腫（びまん性大細胞型B細胞性リンパ腫）　精囊内病変
脂肪抑制T2強調冠状断像（A）で，精巣内に均一な低信号構造がある（矢印）。脂肪抑制ガドリニウム造影冠状断像（B）では，腫瘍が存在する部位であっても精巣内の放射状の構造が保たれている様子がわかる。

信号を示し，周囲組織と明瞭に区別できる．その内部はT2強調像で精巣実質と等〜高信号を呈し，拡散強調像では精巣と同程度以上に高信号を呈する．また，造影MRIではまったく増強されない所見が特徴的である[4]．

b 転移の評価法
【胸部エックス線撮影】【胸部・腹部・骨盤部CT】（図1〜5）

　初診時の胸部の検査としてはCTが必要である．セミノーマの場合，腹部にリンパ節転移所見を認めないときに肺転移や縦隔リンパ節転移が存在することはまれなので，胸部エックス線撮影で評価すればよいとの意見もある．しかし本邦では，腹部CTと同時に胸部CTも撮影されることがほとんどで，『精巣腫瘍診療ガイドライン2015年版』でも胸部CTの推奨度はグレードAとなっている[5]．肺転移は単純CTでも評価できるが，肺門部や縦隔のリンパ節を血管と分離して評価するには造影CTがよい．

　腹部領域でも，大血管周囲のリンパ節転移の評価の際に，血管と小さなリンパ節を区別するには造影CTが望ましい．若年男性で後腹膜の脂肪がほとんどない場合，正常大のリンパ節は同定が難しいことがある．また炎症性リンパ節腫大と転移によるリンパ節腫大の

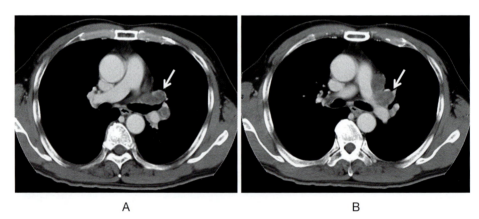

図1　50歳台　非セミノーマ　左肺門リンパ節転移
胸部造影CT（A，B）では，左肺門リンパ節（主気管支周囲リンパ節，矢印）が腫大し，左主肺動脈を圧排，変形させている様子がわかる．

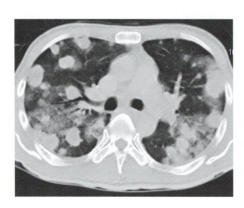

図2　40歳台　絨毛癌症候群
胸部CTでは，両肺に多発する腫瘤があり，その周囲にすりガラス域を伴っている．絨毛癌は出血しやすく，肺転移巣から生じた出血が周囲に広がった状態と考えられる．

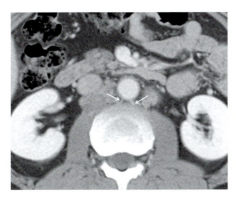

図3　50歳台　非セミノーマリンパ節転移と腰動脈との関係

腹部造影CTで，大動脈の左方には傍大動脈リンパ節の腫大があり，右方には大動静脈間リンパ節が大静脈後リンパ節と一塊となって腫大している。腰動脈は大動脈後方から分岐し，両外側背側方向に伸びる（矢印）。共通幹として分岐した後に左右に分かれる場合もある。

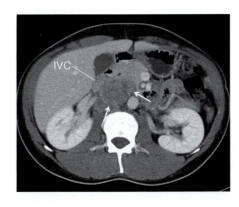

図4　40歳台　非セミノーマ　リンパ節転移による下大静脈の圧排

腹部部造影CTで，大動静脈間リンパ節，大静脈後リンパ節が一塊となって腫大し（矢印），筋肉よりも低吸収な成分を混じている。下大静脈（IVC）はこのリンパ節により右前方に圧排されている。

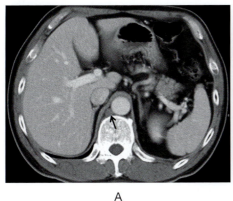 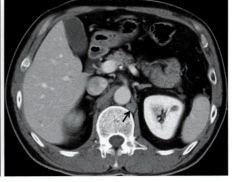

A　　　　　　　　　　　B

図5　50歳台　非セミノーマ　横隔膜脚後部リンパ節転移

腹部造影CT（A, B）では，両側の横隔膜脚後腔に横隔膜脚よりもやや低吸収の腫瘤が存在する（矢印）。横隔膜脚後部リンパ節転移を疑う。

鑑別は難しい。一般的に腹部リンパ節転移はまず患側に生じる（左精巣では傍大動脈リンパ節，右精巣からは大動静脈間リンパ節）。進行期では両側に広がることもある。

1）胸部・腹部・骨盤部造影CT撮影法

非イオン性ヨード造影剤を100 mLもしくは体重（Kg）×2倍程度の量を2～3 mL/秒の

スピードで投与する。造影剤投与から50〜60秒後ぐらいに，鎖骨上から鼠径部までを撮影する。スライス厚は5 mm以下となるように再構成する[1]。

2) 造影CT評価法

CTによるリンパ節転移の診断能は，対象症例の病期や，何mmの大きさ以上を転移とするかによって大きく変化する。1997年の論文では，短径6 mmをカットオフ値としたとき，CTの感度は67％，特異度は83％と報告されている[6]。なお，最近の病理の論文では，摘出されたリンパ節の短径8 mmをカットオフ値とすると，その成績は感度70％，特異度70％と報告されている[7]。

マルチスライスCTによる薄いスライス厚の画像を用いた場合でも，正診率の劇的な改善は報告されていない。しかし，薄いスライス厚のCT像は，リンパ節の位置と大きさをより正確に描出，内部の不均一性の評価，腫大リンパ節と腰動脈，尿管などの周囲構造物との位置関係の把握などに役立つ。

【腹部MRI】

CTと同様にリンパ節腫大の評価が可能である。造影剤を投与せずに，リンパ節と血管が区別できるので，CT用造影剤を使用できない場合はMRIで評価することもある[8]。また，放射線被曝がないという長所もある。一方，短所はMRIの撮影時間が長く，評価できる範囲が狭い点である。近年は，拡散強調像が腫瘍診断に重要な役割を果たしているが，転移がないリンパ節も転移リンパ節も拡散強調像では高信号を呈するので，腫大リンパ節の良悪性を鑑別することは難しい。

【FDG-PET（またはFDG-PET/CT）】（図6）

初診時の病期診断において，FDG-PETを最初から勧める明確なエビデンスはない。FDG-PETが有用とされるのは，セミノーマの化学療法後に腫瘍が残存しており，活動性があるか否かを評価する時である[9,10]。化学療法後6週以後にFDG-PETを行えば，残存腫瘍へのFDG集積の程度によって活動性を評価できるとされている[11]。

【骨シンチグラフィ】

骨シンチグラフィで用いる99mTc標識リン酸化合物は，腫瘍をターゲットとしているわけではなく，骨代謝が亢進している部分に集積する。骨シンチグラフィはCTよりも骨転移の検出能が高いが，精巣腫瘍の初診時にルーチンで使用されるものではない。骨転移を疑わせる症状があるときや，腫瘍マーカーが増加しているが原因がはっきりしない場合などに利用される。

【脳MRI】（図7）

脳MRIは骨シンチグラフィと同様に全例で行うわけではない。脳転移を疑わせる臨床所見がある場合，非常に大きな転移や多臓器転移のある症例，または腫瘍マーカーが非常に高い値を呈し，腫瘍の進行が高度と考えられる場合に行う。一般的には，転移病変はT1強調像で低信号，T2強調像で高信号を呈し，病変のサイズに比して広範な浮腫を伴うこと

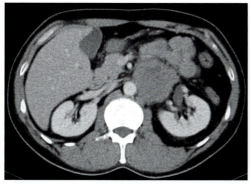
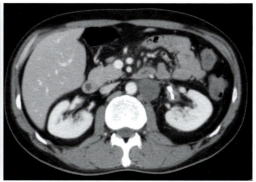

A　治療前造影 CT　　　　　　　　B　BEP3 コース終了時造影 CT

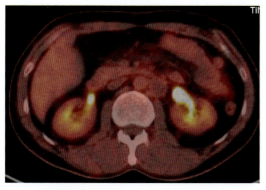

C　残存腫瘍の評価のための FDG-PET/CT

図 6　30 歳台　セミノーマリンパ節転移による水腎症およびFDG-PET/CTによる残存腫瘍の評価
治療前の腹部造影 CT（A）では約 6 cm の傍大動脈リンパ節転移を認めたが，化学療法により約 3 cm に縮小した（B）。なお左腎には化学療法開始前に尿管ステントが留置されている。残存腫瘍の活動性を評価する目的で最終化学療法の第 21 日目から起算して 5 週後に行われた FDG-PET/CT（C）ではリンパ節への有意な FDG の集積を認めなかったため，追加治療を行わず経過観察とした。

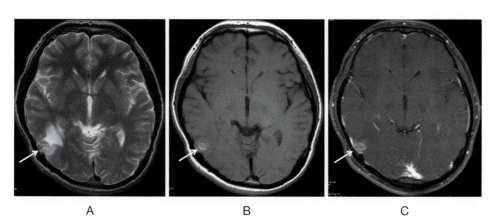

図 7　10 歳台後半　非セミノーマ（絨毛癌）　脳転移
右側頭葉と後頭葉の境界付近の皮質に T2 強調像（A）で高信号と低信号が混在した腫瘍があり（矢印），周囲に広い浮腫を伴う。T1 強調像（B）ではやや高信号で出血しやすい腫瘍が疑われる（矢印）。ガドリニウム造影剤を投与すると辺縁部に増強効果あり（C, 矢印）。絨毛癌の成分と胎児性癌が混在した精巣癌の脳転移と判断された。

が多い．浮腫はT2強調像で検出できるが，その中心にある転移病変も高信号を呈するときや，大きさが小さいときなど認識しにくい場合がある．

　造影剤を使用できる状況であれば，造影MRIにより病変が増強されるかどうかを確認したほうがよい．なお，絨毛癌のように出血をしやすい病変は，T1強調像で高信号を呈し，造影剤を投与してももともと高信号であるため増強効果が判別しにくいことがある．

【文献】
1) 日本医学放射線学会（編）：泌尿器領域の標準的撮像法：精巣の撮像法．画像診断ガイドライン2016年版．東京，金原出版，446-449，2016
2) Tsili AC Tsampoulas C, Giannakopoulos X et al：MRI in the histologic characterization of testicular neoplasms. AJR Am J Roentgenol 189：W331-W337, 2007
3) Zicherman JM, Weissman D, Gribbin C, Epstein R：Best cases from the AFIP：primary diffuse large B-cell lymphoma of the epididymis and testis. Radiographics 25：243-248, 2005
4) Watanabe Y, Dohke M, Ohkubo K et al：Scrotal disorders：evaluation of testicular enhancement patterns at dynamic contrast-enhanced subtraction MR imaging. Radiology 217：219-227, 2000
5) 日本泌尿器科学会（編）：CQ4．精巣腫瘍の病期診断において，どのような画像検査法が推奨されるか．精巣腫瘍診療ガイドライン2015年版．東京，金原出版，17-18，2015．
6) Hilton S, Herr HW, Teitcher JB, Begg CB, Castéllino RA：CT detection of retroperitoneal lymph node metastases in patients with clinical stage I testicular nonseminomatous germ cell cancer：assessment of size and distribution criteria. AJR Am J Roentgenol 169：521-525, 1997
7) Hudolin T, Kastelan Z, Knezevic N, Goluza E, Tomas D, Coric M：Correlation between retroperitoneal lymph node size and presence of metastases in nonseminomatous germ cell tumors. Int J Surg Pathol 20：15-18, 2012
8) Sohaib SA, Koh DM, Barbachano Y et al：Prospective assessment of MRI for imaging retroperitoneal metastases from testicular germ cell tumours. Clin Radiol 64：362-367, 2009
9) De Santis M, Becherer A, Bokemeyer C et al：2-18fluoro-deoxy-D-glucose positron emission tomography is a reliable predictor for viable tumor in postchemotherapy seminoma：an update of the prospective multicentric SEMPET trial. J Clin Oncol 22：1034-1039, 2004
10) Oechsle K, Hartmann M, Brenner W et al：German Multicenter Positron Emission Tomography Study Group：[18 F] Fluorodeoxyglucose positron emission tomography in nonseminomatous germ cell tumors after chemotherapy：the German multicenter positron emission tomography study group. J Clin Oncol 26：5930-5935. 2008
11) Bachner M, Loriot Y, Gross-Goupil M et al：2-^{18}fluoro-deoxy-D-glucose positron emission tomography （FDG-PET） for postchemotherapy seminoma residual lesions：a retrospective validation of the SEMPET trial. Ann Oncol 23：59-64, 2012

5 高位精巣摘除術の取扱い

　精巣腫瘍の診断は病理組織診による．通常は原発巣に対する手術療法として高位精巣摘除術が実施されるが，「C．臨床（術前）診断の総合評価」にあるようにTNM分類（UICC）のT分類には病理組織診が必要であり，S分類は精巣摘除後の腫瘍マーカーの最低値で分類される．この場合，手術療法でもある高位精巣摘除術は生検とみなされる．

C. 臨床（術前）診断の総合評価

1 治療前臨床病期分類

　臨床診断を総合評価し，UICC の TNM 分類に基づき治療前臨床病期分類を行う。予後の判断や治療法の決定には，疾患の解剖学的な広がりを客観的に評価することが必要である。このためには疾患の状況を具体的に示す記述が先決で，この記述法として UICC は TNM 分類を採用した。本分類はいずれの臓器も簡潔明瞭に，4 段階の T（原発腫瘍），4 段階の N（領域リンパ節，遠位リンパ節の状態），2 段階の M（遠隔転移の有無）という共通の因子で共通の段階に分類され，国際的合意を得られたものである。

　TNM 分類第 5 版以降の改訂において，解剖学的な要因の同一性を損なわず，一方では予後との相関性を向上させる目的で血清マーカーが病期分類に取り入れられた。これは TNM 分類法の基本的な構成要素を曖昧にすることなく，非解剖学的な予後要因をいかに活用するかという 1 つのモデルとしても役立つものとされている。なお，今回の改訂では本規約の第 2 版から採用されてきた日本泌尿器科学会病期分類も併記するが，現状の実地臨床に必ずしも適合しない点もあり（日本泌尿器科学会病期分類の項に記載），次回の改訂では記載しない方向で検討する予定である。

2 TNM 分類（UICC）

　「TNM 分類は，治療が決まるまでに得られた情報に基づいている。すなわち，臨床的な検索，X 線検査，内視鏡検査およびそのほかの関連所見による。若干の部位では，切除操作前の外科的検索所見を補足的に利用できる」とされる。T 分類における精巣は上記の若干の部位にあたる。精巣腫瘍では原発腫瘍の進展度（T 分類）は病理組織診で行う必要があり，また S 分類は精巣摘除後の腫瘍マーカーの最低値で分類される[注1]。この場合，手術療法でもある高位精巣摘除術は生検とみなされる。

a 分類規約

　本分類は精巣の胚細胞腫瘍のみに適用する。症例の組織型による分類を可能にするために，組織学的確証がなければならない。病理組織学的分化度は適用しない。

　本疾患においては，α胎児蛋白（Alpha-fetoprotein：AFP），ヒト絨毛性ゴナドトロピン（Human chorionic gonadotropin：hCG），乳酸脱水素酵素（Lactate dehydrogenase：LDH）を含む血清腫瘍マーカーの上昇が頻繁に認められる。病期分類は解剖学的な広がりの判定と，血清腫瘍マーカーの評価に基づく。

　以下は T，N，M，S 各分類評価のための診断法である。

T分類：高位精巣摘除術標本の病理組織診断
N分類：身体的検査と画像診断
M分類：身体的検査，画像診断と生化学的検査
S分類：血清腫瘍マーカー検査

　病期は血清腫瘍マーカー上昇の有無と程度に基づいて細分する．血清腫瘍マーカーは精巣摘除術後，速やかに測定する．上昇が確認されたならば，それを評価するため，正常な減衰時間[注1)]（AFPの半減期は7日間，hCGの半減期は3日間）を参考にして，精巣摘除術後に連続して測定する．S分類は精巣摘除術後のhCGおよびAFPの最低値[注2)]に基づく．血清LDH値は転移を有する患者の予後を示し，病期分類に加味する．

> 注1)　半減期に関しては数値に幅を持たせて記載されることも多い．
> 　　　（例1）精巣腫瘍取扱い規約第3版
> 　　　AFP（約5日），hCG（約24時間）
> 　　　（例2）ASCOガイドライン*
> 　　　AFP（約5〜7日），hCG（約1.5〜3日）
> ＊：Gilligan TD et al：American Society of Clinical Oncology Clinical Practice Guideline on uses of serum tumor markers in adult males with germ cell tumors. J Clin Oncol 28：3388-3404, 2010
> 注2)　必ず最低値を確認する必要があるのは，画像診断で転移を認めず病期IA，BとISの鑑別を要する場合である．画像診断で転移が明らかであり，病勢の進行から速やかに化学療法を開始する必要がある場合は，治療開始日にできるだけ近接する時点で測定した値を採用する．

ⓑ 領域リンパ節

　領域リンパ節は腹部傍大動脈リンパ節（腹部大動脈外側リンパ節），大動脈前リンパ節，大動静脈間リンパ節，大静脈前リンパ節，傍大静脈リンパ節，大静脈後リンパ節，大動脈後リンパ節である．性腺静脈に沿ったリンパ節（性腺静脈リンパ節）は領域リンパ節である．同側か対側かはN分類では問わない．陰囊または鼠径部の外科手術後の骨盤内リンパ節および鼠径部リンパ節は領域リンパ節である．

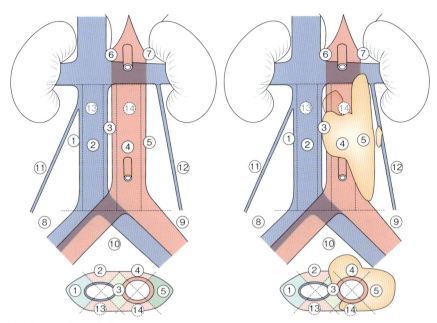

領域リンパ節の名称
①傍大静脈（大静脈外側）リンパ節
②大静脈前リンパ節
③大動静脈間リンパ節
④大動脈前リンパ節
⑤傍大動脈（大動脈外側）リンパ節
⑥右上腎門部リンパ節
⑦左上腎門部リンパ節
⑧右腸骨リンパ節
⑨左腸骨リンパ節
⑩腸骨間リンパ節
⑪右性腺静脈リンパ節
⑫左性腺静脈リンパ節
⑬大静脈後リンパ節
⑭大動脈後リンパ節

　なお，図の③，④，⑤，⑭のように複数のリンパ節転移巣が一塊となって分類が不可能な場合は，融合リンパ節転移（大動静脈間＋大動脈前＋傍大動脈＋大動脈後）などのように記載する。

❸ TNM 臨床分類

T-原発腫瘍

　分類上，根治的精巣摘除術を必須としない pTis および pT4 を除き，原発腫瘍の広がりは根治的精巣摘除術後の病理学的 T 分類を用いる。そのほか，精巣摘除術が行われなかった場合には pTX の記号を用いる。

pT0 　組織学的に瘢痕または原発腫瘍を認めない（例えば，精巣における組織学的瘢痕）
pTis　精細管内胚細胞腫瘍（上皮内癌）
pT1 　脈管浸潤を伴わない精巣および精巣上体に限局する腫瘍。浸潤は白膜までで，鞘膜には浸潤していない腫瘍※
pT2 　脈管浸潤を伴う精巣および精巣上体に限局する腫瘍。また白膜をこえ，鞘膜に進展する腫瘍
pT3 　脈管浸潤には関係なく，精索に浸潤する腫瘍
pT4 　脈管浸潤には関係なく，陰嚢に浸潤する腫瘍

※：AJCC 第 8 版では，セミノーマに限り，pT1 をさらに腫瘍径によって亜分類を行う（pT1a：腫瘍最大径 3 cm 未満の腫瘍，pT1b：腫瘍最大径 3 cm 以上の腫瘍）。

N-領域リンパ節
　NX　領域リンパ節の評価が不可能
　N0 　領域リンパ節転移なし
　N1 　最大径が 2 cm 以下の単発性または多発性リンパ節転移
　N2 　最大径が 2 cm をこえるが，5 cm 以下の単発性または多発性リンパ節転移
　N3 　最大径が 5 cm をこえるリンパ節転移

M-遠隔転移
　MX　遠隔転移の評価が不可能
　M0 　遠隔転移なし
　M1 　遠隔転移あり
　　M1a　領域リンパ節以外のリンパ節転移，または肺転移
　　M1b　領域リンパ節以外のリンパ節転移と肺転移を除く遠隔転移

S-血清腫瘍マーカー
　SX　血清腫瘍マーカー検査が不明，または実施していない
　S0 　血清腫瘍マーカー値が正常範囲内

	LDH	hCG（mIU/mL）	AFP（ng/mL）
S1	$<1.5 \times N$	および$<5,000$	および$<1,000$
S2	$1.5\text{-}10 \times N$	または $5,000 \sim 50,000$	または $1,000 \sim 10,000$
S3	$>10 \times N$	または $>50,000$	または $>10,000$

※：LDH 検査の N は正常値の上限とする。

　TNM 分類は一度決めたら変更してはならない。術前決めた TNM 分類を術後に得た情報によって変更したりしない。なお，精巣腫瘍 TNM 分類では手術療法でもある高位精巣摘除術は生検とみなされる。判定が疑わしい場合は進展度の低い方に入れる。

3 TNM 臨床病期分類（UICC/TNM 第 8 版に同じ）

0 期	pTis	N0	M0	S0
Ⅰ期	pT1-4	N0	M0	SX
ⅠA 期	pT1	N0,	M0	S0
ⅠB 期	pT2-4	N0	M0	S0
ⅠS 期	pT/TX に関係なく	N0	M0	S1-3
Ⅱ期	pT/TX に関係なく	N1-3	M0	SX
ⅡA 期	pT/TX に関係なく	N1	M0	S0，S1
ⅡB 期	pT/TX に関係なく	N2	M0	S0，S1
ⅡC 期	pT/TX に関係なく	N3	M0	S0，S1
Ⅲ期	pT/TX に関係なく	N に関係なく	M1a	SX
ⅢA 期	pT/TX に関係なく	N に関係なく	M1a	S0，S1
ⅢB 期	pT/TX に関係なく	N1-3	M0	S2
	pT/TX に関係なく	N に関係なく	M1a	S2
ⅢC 期	pT/TX に関係なく	N1-3	M0	S3
	pT/TX に関係なく	N に関係なく	M1a	S3
	pT/TX に関係なく	N に関係なく	M1b	S に関係なく

4 日本泌尿器科学会病期分類

　1997 年 3 月の本規約（第 2 版）で初めて提示された分類で，Boden-Gibb による 3 期を基本としながら，あくまでも実地の臨床に即していることを主眼とし，いたずらな細分化は極力避けている。一方で，病期Ⅰ症例，特に非セミノーマの再発リスク因子として評価の定まっている脈管浸潤の有無（TNM：T1 と T2）を分類できない点や，病期Ⅱで治療方針の異なるリンパ節最大径 2 cm（TNM：N1 と N2）を分類できないなど，近年の診療に必ずしも適合しない点もある。そのため，日本泌尿器科学会病期分類は次回の改定では記載しない方向で検討する予定である。なお，本分類における病期Ⅲ0 は TNM 分類では IS 期と表記される。

　Ⅰ期：転移を認めず
　Ⅱ期：横隔膜以下のリンパ節にのみ転移を認める
　　ⅡA：後腹膜転移巣が最大径 5 cm 未満のもの
　　ⅡB：後腹膜転移巣が最大径 5 cm 以上のもの
　Ⅲ期：遠隔転移
　　Ⅲ0：腫瘍マーカーが陽性であるが，転移部位を確認しえない
　　ⅢA：縦隔または鎖骨上リンパ節（横隔膜以上）に転移を認めるが，その他の遠隔転移を認めない

ⅢB：肺に遠隔転移を認める
　B1：いずれかの肺野で転移巣が4個以下でかつ最大径が2cm未満のもの
　B2：いずれかの肺野で転移巣が5個以上，または最大径が2cm以上のもの
ⅢC：肺以外の臓器にも遠隔転移を認める

5 IGCCC（International germ cell consensus classification）

　1997年に提唱されたマーカー値を重視した分類法であり，予後をよく反映することより近年広く用いられている．本分類のhCGはmIU/mL（またはIU/L）で表記されるhCG測定法（intact hCGまたはtotal hCG）での測定値を用いる必要がある．すなわち，ng/mLで表記される測定法（Free-βhCGなど）での値はこの分類に使用できない（腫瘍マーカーの項参照）．IGCCCは化学療法が必要な進行症例を想定した予後分類であり，腫瘍マーカー値は高位精巣摘除術後で化学療法開始日前のできるだけ近接する時点で測定した値を採用する．

Good prognosis	
非セミノーマ	セミノーマ
精巣または後腹膜原発で，肺以外の臓器転移を認めない．さらに，腫瘍マーカーが，以下の条件をみたす．すなわち，AFP＜1,000 ng/mLで，hCG＜5,000 mIU/mLで，しかも，LDH＜1.5×正常上限値である．	原発巣は問わないが，肺以外の臓器転移を認めない．さらに，腫瘍マーカーが，以下の条件をみたす．すなわち，AFPは正常範囲内であるが，hCGおよびLDHに関しては問わない．
Intermediate prognosis	
非セミノーマ	セミノーマ
精巣または後腹膜原発で，肺以外の臓器転移を認めない．さらに，腫瘍マーカーが，以下の条件をみたす．すなわち，AFP≧1,000 ng/mLで≦10,000 ng/mL，または，hCG≧5,000 mIU/mLで≦50,000 mIU/mL，または，LDH≧1.5×正常上限値で≦10×正常上限値である．	原発巣は問わないが，肺以外の臓器転移を認める．さらに，腫瘍マーカーが，以下の条件をみたす．すなわち，AFPは正常範囲内であるが，hCGおよびLDHに関しては問わない．
Poor prognosis	
非セミノーマ	セミノーマ
縦隔原発，または肺以外の臓器転移を認めるか，あるいは腫瘍マーカーが以下の条件をみたす．すなわち，AFP＞10,000 ng/mL，または，hCG＞50,000 mIU/mL，または，LDH＞10×正常上限値である．	該当症例がない．

6 サルベージ療法開始前の予後評価（IGCCC2）

　2010年にInternational prognostic study groupによって提唱された，1次化学療法後に再発，増悪した症例の予後評価を表に示す。原発部位，前治療に対する反応性，寛解持続期間，再発時のAFP，hCG値および肝，骨，脳転移の有無によって分類するもので，最終的に組織型がセミノーマか，非セミノーマかによってスコア調整することになっている。注意点としては明らかな再発増悪をきたした症例の予後評価であり，治療に反応しながらも腫瘍マーカーが陰性化しないなどの理由で，導入化学療法に引き続いて2次化学療法を適応するような症例は含まれていない。

1次化学療法後に再発，増悪した症例の予後評価

パラメーター	スコア点数			
	0	1	2	3
原発巣	性腺	性腺外	—	縦隔原発 nonseminoma
前治療に対する反応	CR/PRm−	PRm+/SD	PD	—
再発までの期間	>3カ月	3カ月以下	—	—
再発時のAFP（ng/mL）	正常	1,000以下	>1,000	—
再発時のhCG（mIU/mL）	1,000以下	>1,000	—	—
肝，骨，脳転移	無し	有り	—	—

1) スコア合計（0点から10点）を算出
2) スコア合計から再分類（0点=0，1・2点=1，3・4点=2，5点以上=3）
3) 組織スコア追加（セミノーマでは−1，非セミノーマでは0）
4) 最終予後スコア（−1=very low risk, 0=low risk, 1=intermediate risk, 2=high risk, 3=very high risk）

【文献】
1) International germ cell cancer collaborative group：International germ cell consensus classification：a prognostic factor-based staging system for metastatic germ cell cancers. J Clin Oncol 15（2）：594-603, 1997
2) Lorch A, Beyer J, Bascoul-Mollevi C et al：International Prognostic Factors Study Group：Prognostic factors in patients with metastatic germ cell tumors who experienced treatment failure with cisplatin-based first-line chemotherapy. J Clin Oncol 28（33）：4906-4911, 2010

7 性腺外胚細胞腫の疫学と診断

ⓐ 疾患の定義と疫学
　胚細胞腫瘍は大半が性腺原発であるが，性腺外より発生し，性腺原発の胚細胞腫瘍と同様の組織型を呈する腫瘍が性腺外胚細胞腫瘍である。胚形成期の尿生殖隆線（urogenital ridge）に沿った胚細胞の迷入が要因と考えられている。胚細胞腫瘍のうち，2～5%を占める[1]。好発年齢は20～35歳で，90%以上が男性である。

ⓑ 発生部位

体中心線上に多く認められる。縦隔が最も多く（50〜70％），後腹膜（30〜40％）がこれに続く。仙骨尾骨部発生は小児が多い。中枢神経系からも発生し，頭蓋内の松果体やトルコ鞍上部に認められる。まれな発生部位として，前立腺や膀胱などが報告されている。

ⓒ 臨床症状

縦隔発生の胚細胞腫瘍の症状は，呼吸困難，胸痛，咳，発熱などである。後腹膜発生の胚細胞腫瘍は，腹痛，背部痛，体重減少，発熱，触知可能な腹部腫瘤，陰嚢水腫などである[2]。縦隔，および後腹膜発生，ともに女性化乳房を認めることもある。

ⓓ 診断

性腺外胚細胞腫瘍は，性腺原発と同様に，迅速かつ確実に診断を行うことが必要である。青年男性で，体中心線上に分布する腫瘍を認めた場合は，まず血清のhCGおよびAFPの測定を行う。病変の分布の評価にはCTが有用である。

さらに超音波検査で，精巣内の腫瘍の有無について検索する。Burned-out tumorの存在を示唆する1〜数mm大の高エコー像の有無に注意を払う。性腺外胚細胞腫瘍では，精細管内悪性腫瘍（intratubular malignant germ cells，あるいはgerm cell neoplasia in situ）を併発している場合があり，この病変を示唆する超音波所見の有無を検索する。

hCG，あるいはAFPの著明な上昇を認めた場合は，胚細胞腫瘍を疑い積極的に生検を行う。病理組織診断には，免疫組織化学検査が必要な場合が多い（第2部 病理学的事項 5. 組織分類の説明を参照）。

ⓔ 予後因子

IGCCCによる予後分類では，セミノーマ，後腹膜原発の非セミノーマと比較して，縦隔発生の非セミノーマは予後不良である（5年生存率50％）。IGCCC2によれば，脳，肝や骨の転移を有する症例は予後不良である。

ⓕ 縦隔発生の胚細胞腫瘍

大半が前縦隔より発生する。組織型は，縦隔原発の胚細胞腫瘍322例の検討では，成熟奇形腫27％，未熟奇形腫・悪性成分をもつ奇形腫16％，セミノーマ37％，非セミノーマ（奇形腫の成分なし）16％，および混合型4％であった[3]。遠隔転移は，セミノーマは頸部・腹腔内リンパ節に認められ，非セミノーマでは肺，肝臓，頸部・腹腔内リンパ節に認められる。縦隔原発の非セミノーマでは，造血器悪性腫瘍（骨髄異型性症候群や急性白血病など）を合併することがある。縦隔原発の非セミノーマのリスク因子は，Klinefelter症候群（47,XXY）が知られている。

【文献】
1) Stang A, Trabert B, Wentzensen N et al：Gonadal and extragonadal germ cell tumours in the United States, 1973-2007. Int J Androl 35：616-625, 2012
2) Bokemeyer C, Nichols CR, Droz JP et al：Extragonadal germ cell tumors of the mediastinum and retroperi-

toneum : results from an international analysis. J Clin Oncol 20 : 1864-1873, 2002
3) Moran CA, Suster S : Primary germ cell tumors of the mediastinum : I. Analysis of 322 cases with special emphasis on teratomatous lesions and a proposal for histopathologic classification and clinical staging. Cancer 80 : 681-690, 1997

D 治療方法の記載法

1 手術療法

　精巣腫瘍が疑われた場合，可及的速やかに高位精巣摘除術を行う。初診時すでに明らかな転移巣を有していても，全身状態が許す限り，原則として高位精巣摘除術を行う。
　手術療法には，原発巣，リンパ節郭清術，転移巣に対する諸手術，合併手術が含まれる。これらの手術が行われた場合には，下記の点について明記しなければならない。

ⓐ 原発巣
　① **高位精巣摘除術**
　患側鼠径部皮膚切開にて鼠径管を開き，内鼠径輪まで精索を剝離し，動・静脈および精管を結紮・切断する。
　② **単純精巣摘除術**
　内鼠径輪よりも末梢側で精索を結紮切断する。
　③ **精巣部分切除術**
　両側精巣腫瘍や良性腫瘍の場合に行われることがある。
　④ **精巣生検**
　上皮内癌（CIS）の有無を検索するため，対側精巣に行われることがある。

ⓑ 後腹膜リンパ節
　診断を目的とした生検，テンプレートを用いた限局郭清，化学療法後に実施される広汎郭清がある。

1）目的
　①診断　②治療

2）リンパ節切除方法
　① **生検のみ**
　針生検，開放生検，腹腔鏡下生検
　② **限局郭清**
　病期Ⅰの精巣腫瘍の後腹膜の微小リンパ節転移の有無についての診断および治療目的で行われることがある。また病期ⅡAの腫瘍サイズが2 cm以下で腫瘍マーカー正常の例に行われることもある。通常，患側に対するそれぞれのテンプレートで郭清する。テンプレートの範囲は腎動脈から総腸骨動脈との間で，右側では傍大静脈と大動静脈間のリンパ節，左側は傍大動脈と大動静脈間のリンパ節が含まれる。限局郭清では射精機能の温存も図られるので，下腸間膜動脈より下方の大動脈前リンパ節は郭清範囲に含まれない（図1）。

a. 開放手術，腹腔鏡下手術（経腹的，後腹膜的）
b. 神経温存施行例では温存した神経を記載
c. 神経再建を行った場合はその方法を記載

③ **広汎郭清**

後腹膜リンパ節転移を有する非セミノーマに対して，化学療法後，腫瘍マーカーがすべて陰性化した場合，腫瘍細胞の残存の有無の確認と奇形腫の摘出を目的としてリンパ節郭清を行う。また後腹膜リンパ節転移を有するセミノーマに対して，化学療法後も残存腫瘍が90％以上の縮小を認めない場合や，残存腫瘍径が3 cm以上の場合に実施されることもある。通常，フルテンプレートで実施する（図2）。化学療法開始前に図2に示した範囲外の領域にリンパ節転移を認めた場合は，その領域のリンパ節も郭清する。ごく限られた例に対して射精神経温存を目的としたmodified unilateral templateが実施されることもある。化学療法後も腫瘍マーカーが陽性であり，他臓器に明らかな転移を有していない場合の救済（Salvage）外科治療の目的で行うこともある。

a. 開放手術，腹腔鏡下手術（経腹的，後腹膜的）
b. 神経温存施行例では温存した神経を記載
c. 神経再建を行った場合はその方法を記載

既往歴として，鼠径ヘルニア，停留精巣の手術を受けている場合は，郭清範囲は鼠径部リンパ節まで拡大する。

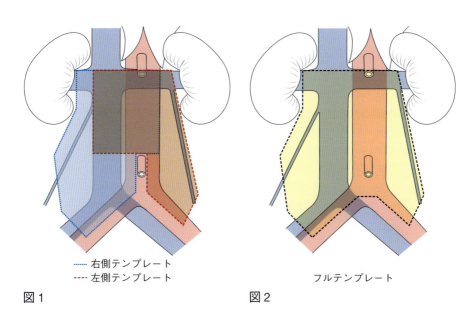

┈┈ 右側テンプレート
┄┄ 左側テンプレート

図1　　　　　　　　　　　　図2　フルテンプレート

3）**根治度**

① **治癒的**：臨床的，病理組織学的に腫瘍の遺残がまったくないと考えられる場合をいう。病理学的に奇形腫が残存している場合でも完全切除された場合には治癒的とする。

② **非治癒的**：肉眼的または摘出標本で病理組織学的にviableな悪性組織（胚細胞性あるいは体細胞性）の遺残が強く疑われる場合をいう。

いずれの術式にせよ，郭清した部位，リンパ節数および転移の有無に関して，可能な場合は以下のごとく記載する（リンパ節の名称はC. **2b** TNM分類-領域リンパ節の項（24頁）を参照）。例；傍大動脈（1/8）大動静脈間（0/6）など。なお，転移リンパ節の中で，最も大きなもののサイズを記載すること。

c その他のリンパ節（鼠径部，縦隔，頸部等）
1）目的
　①診断　②治療

2）リンパ節切除方法
　①生検のみ針生検，腹腔鏡下生検，開放生検
　②郭清腹腔鏡下手術，開放手術

3）根治度
　①治癒的　②非治癒的

d 転移巣
1）目的
　①診断　②治療

2）腹部腫瘍摘出（後腹膜リンパ節以外の腫瘍を対象とした場合）
　a．手術名と部位および範囲
　b．根治度
　①治癒的　②非治癒的

3）肺転移巣摘出
　a．手術名と部位および範囲
　①肺摘除（右，左）
　②肺葉切除（右，左，上，中，下）
　③区域切除（S）
　④部分切除（S）
　⑤合併切除（　）
　転移腫瘍摘出のみの場合は部分切除とする。合併切除部位があれば記載する。
　b．根治度
　①治癒的　②非治癒的
　術前または術中胸水が癌細胞陽性の場合，または胸水を認めたが胸水の細胞診を施行しなかった場合も非治癒的とする。

4）脳転移巣摘出
　a．手術名と部位および範囲

手術部位として前頭葉，側頭葉，頭頂葉，後頭葉，小脳，その他と記載する。合併切除部位があれば記載する。
　b．根治度
　①治癒的　②非治癒的

5）その他の転移巣摘出
　前述の転移部位（腹部，肺，脳）以外のすべての転移巣に対する手術を対象とする。その際，摘出臓器名を記載する。
　a．手術名と部位および範囲
　b．根治度
　①治癒的　②非治癒的

6）転移巣摘出以外の手術
　転移巣摘出を目的として手術するも摘出不能で試験開腹，生検，また尿路変向，再建および人工肛門造設，腸腸吻合などの場合はこの項に入れる。その際，手術法を記載する。

7）摘出以外の転移巣治療
　凍結融解壊死療法（クライオアブレーション），ラジオ波焼灼術（RFA）など。

2 化学療法

　進行期精巣腫瘍では化学療法を中心とした集学的治療が行われる。精巣腫瘍に対して化学療法を施行する場合には，以下の点について記載する。

ⓐ 投与目的
　投与目的は結果をある程度加味したものであって差し支えない。

1）導入化学療法（Induction chemotherapy）
　初発の転移症例に対して治癒を目的として施行された化学療法。

2）救済化学療法（Salvage chemotherapy）
　導入化学療法後の残存病変や再発症例に対して治癒を目的として施行した化学療法。

3）補助的化学療法（Adjuvant chemotherapy）
　手術療法で対象病変（腫瘍マーカーを含む）が消失した症例に，再発予防を目的として施行した化学療法。

4）緩和的化学療法（Palliative chemotherapy）
　治癒不可能と判断された症例に対して症状の緩和と軽減，あるいは病勢の進行を抑制す

ることを目的として施行した化学療法。

❺ 投与薬剤名（❻ 付記参照）

❻ 投与薬剤量

❼ 大量化学療法
　現在のところ大量化学療法に関する量的な規定は明確でないが，自家末梢血幹細胞移植（Peripheral blood stem cell transplantation：PBSCT）や自家骨髄移植（Autologous bone marrow transplantation：ABMT）などの造血（幹）細胞移植を前提として，増量した抗がん剤を投与する場合を大量化学療法とする。

❽ 投与期間
　各治療コースの開始日を記載する。

❾ 投与方法
1) 単剤投与，または多剤併用療法

2) 全身投与
　経口投与，経静脈投与，筋肉内投与

3) 局所投与
　動注療法など

❿ 併用療法
　放射線治療など同時に施行した治療法を記載する。

⓫ 効果判定
　別に定める効果判定基準に従い総合評価する。

⓬ 薬物有害反応・副作用
　薬物有害反応のうち因果関係の明らかなものを副作用とし，日本臨床腫瘍研究グループ（JCOG）の「有害事象共通用語規準 v4.0 日本語訳 JCOG 版」[1]に従って記載する。

⓭ 治療に伴う検査項目
　化学療法による種々の有害事象が想定されるため，少なくとも以下の検査項目について検討することが望ましい。
　1) 精液検査
　2) 血算，血液像，生化学検査
　3) 尿定性試験，尿沈渣，クレアチニンクリアランス

4）動脈血液ガス分析
5）呼吸機能検査（換気能，肺拡散能など）
6）聴力検査

k 付記

1）薬剤名と薬剤の略号（2017年現在，＊：薬機法上承認されている薬剤，＊＊：保険償還が認められている薬剤）

代謝拮抗薬		アルキル化剤	
MTX	Methotrexate	CPA（CPA, CPM, CY）	Cyclophosphamide＊
GEM	Gemcitabine＊＊	IFM	Ifosfamide＊
		DTIC	Dacarbazine
抗生物質		微小管阻害剤	
BLM	Bleomycin＊	VBL	Vinblastine＊
PEP	Pepleomycin	VCR	Vincristine
Act-D	Actinomycin D	PTX（TXL, TAX）	Paclitaxel＊
ADM（ADR, DXR）	Adriamycin	DTX（TXT）	Docetaxel
プラチナ製剤		トポイソメラーゼ阻害剤	
CDDP	Cisplatin＊	VP-16	Etoposide＊
CBDCA	Carboplatin＊	CPT-11	Irinotecan
CDGP	Nedaplatin＊		
L-OHP	Oxaliplatin＊＊		

2）よく使用される多剤併用療法

① BEP 療法（BLM, VP-16, CDDP）/EP 療法＊（VP-16, CDDP）

Cisplatin	20 mg/m^2	i.v.（第1〜5日）
Etoposide	100 mg/m^2	i.v.（第1〜5日）
Bleomycin	30 mg	i.v.（第1, 8, 15日，または第2, 9, 16日）以上を3週毎

＊：EP療法の場合は，Bleomycinは投与しない．

② VIP 療法（VP-16, IFM, CDDP）

Cisplatin	20 mg/m^2	i.v.（第1〜5日）
Etoposide	75 mg/m^2	i.v.（第1〜5日）
Ifosfamide	1.2 g/m^2	i.v.（第1〜5日）以上を3週毎

③ VeIP 療法（VBL, IFM, CDDP）

Cisplatin	20 mg/m^2	i.v.（第1〜5日）
Vinblastine	0.11 mg/kg	i.v.（第1, 2日）
Ifosfamide	1.2 g/m^2	i.v.（第1〜5日）以上を3週毎

④ TIP 療法（PTX, IFM, CDDP）

Paclitaxel	175〜250 mg/m^2	i.v.（第1日）＊
Ifosfamide	1.2 g/m^2	i.v.（第2〜6日）

Cisplatin　　20 mg/m² 　　　　i.v.（第2～6日）以上を3週毎

＊：Paclitaxel の国内承認用量は，210 mg/m²/3 週毎

⑤ **TIN 療法（PTX, IFM, CDGP）**

Paclitaxel　　175～250 mg/m² 　i.v.（第1日）＊
Ifosfamide　　1.2 g/m² 　　　　i.v.（第2～6日）
Nedaplatin　　100 mg/m² 　　　 i.v.（第2日）以上を3週毎

＊：Paclitaxel の国内承認用量は，210 mg/m²/3 週毎

【文献】

1) Japan Clinical Oncology Group（JCOG）：Common Terminology Criteria for Adverse Events（CTCAE）Version 4.0. 有害事象共通用語規準 v4.0 日本語訳 JCOG 版
http://www.jcog.jp/doctor/tool/CTCAEv4J_20130409.pdf
2) Williams SD, Birch R, Einhorn LH, Irwin L, Greco FA, Loehrer PJ：Treatment of disseminated germ-cell tumors with cisplatin, bleomycin, and either vinblastine or etoposide. N Engl J Med 316：1435-1440, 1987
3) Fizazi K, Pagliaro L2, Laplanche A et al：Personalised chemotherapy based on tumour marker decline in poor prognosis germ-cell tumours（GETUG 13）：a phase 3, multicentre, randomised trial. Lancet Oncol 15：1442-1450, 2014
4) McCaffrey JA, Mazumdar M, Bajorin DF, Bosl GJ, Vlamis V, Motzer RJ：Ifosfamide- and cisplastine-containing chemotherapy as first-line salvage therapy in germ cell tumors：response and survival. J Clin Oncol 15：2559-2563, 1997
5) Loether PJ Sr, Gonin R, Nichols CR, Weathers T, Einhorn LH：Vinblastine plus ifosfamide plus cisplatin as initial salvage therapy in recurrent germ cell tumor. J Clin Oncol 16：2500-2504, 1998
6) Motzer RJ, Sheinfeld J, Mazumdar M et al：Paclitaxel, ifosfamide, and cisplatin second-line therapy for patients with relapsed testicular germ cell cancer. J Clin Oncol 18：2413-2418, 2000
7) Kondagunta GV, Bacik J, Donadio A et al：Combination of paclitaxel, ifosfamide, and cisplatin is an effective second-line therapy for patients with relapsed testicular germ cell tumors. J Clin Oncol 23：6549-6555, 2005
8) Nakamura T, Ueda T, Oishi M et al：Salvage combined chemotherapy with paclitaxel, ifosfamide and nedaplatin for patients with advanced germ cell tumors. Int J Urol 22：288-293, 2015

3 放射線療法

放射線療法を行った場合，下記の点について記載しなければならない。

ⓐ 治療目的

① **予防的**

必須検査項目で腫瘍がないと判断された場合でも，潜在転移の可能性を想定し予防的に照射する場合で，Ⅰ期やN0の場合の後腹膜リンパ節照射がこれに当たる。病期Ⅰセミノーマに対する予防照射では照射野として傍大動脈領域，照射量として 20 Gy が推奨されている。

② **根治的**

根治を目的として放射線療法を行う場合。

③ **姑息的**

治癒は見込めないが，腫瘍減量，疼痛緩和などを目的として放射線療法を行う場合。

ⓑ 線源(放射線発生装置)
直線加速器, サイクロトロン, シンクロトロン, その他 (　　)

ⓒ 放射線の種類
X線 (MV), 電子線 (MeV), 陽子線 (MeV), その他 (　　)

ⓓ 照射野
①後腹膜リンパ節：Ⅰ型 (傍大動脈領域), ドッグレッグ型, その他 (　　)
②(左, 右, 両側) 鼠径リンパ節
③(左, 右, 両側) 鎖骨上リンパ節
④その他転移巣 (　　)

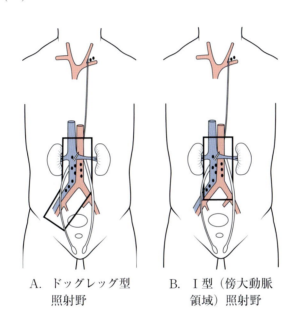

A. ドッグレッグ型　　B. Ⅰ型 (傍大動脈
　　照射野　　　　　　　領域) 照射野

ⓔ 照射法
①外部照射, その他 (　　)
②照射方法：前方一門, 前後対向二門, 固定多門 (　門), 回転原体, 強度変調放射線治療 (IMRT), Volumetric-modulated arc therapy (VMAT), 強度変調陽子線治療 (IMPT), その他 (　　)

ⓕ 線量
病巣に吸収される線量を, グレイ (Gy) (粒子線の場合はGyE) を用いて, 総線量/照射回数/期間 (週) で表わす.

ⓖ 照射期間
照射開始年月日と終了年月日を記載する. この間に数日以上の休止期間がある時には, その旨も記載する.

ⓗ 併用療法の有無およびその内容

　併用療法がある場合に，その療法と放射線療法との時間的関係について記載する。併用した療法の記載に関しては各療法の記載法に準ずる。

ⓘ 照射効果

　RECIST guidline v1.1 に従って判定する（第3部　治療効果判定基準を参照のこと）。

ⓙ 有害事象

　（第4部　有害事象を参照のこと）

第2部
病理学的事項

■ 改訂された主な事項

1. 検索材料の取扱いおよび検索方法の項に，切り出し方の実例写真や診断に有用な免疫染色の表を加えた。
2. 組織分類をWHO分類（2016年）と完全に一致させた。これにより，胚細胞腫瘍に関して，大枠の変更，名称の変更，配列順の変更などが行われた。主な変更点は次のとおりである。
   ①旧分類の精細管内悪性胚細胞（intratubular malignant germ cells）は，GCNIS（germ cell neoplasia in situ）に変更され，胚細胞腫瘍はGCNIS由来胚細胞腫瘍とGCNIS非関連胚細胞腫瘍の2つに大別された。
   ②旧分類の卵黄嚢腫瘍と奇形腫は，それぞれGCNIS由来胚細胞腫瘍の思春期後型とGCNIS非関連胚細胞腫瘍の思春期前型に分けられた。
   ③WHO分類に倣い，未熟奇形腫と成熟奇形腫の亜分類を行わないことにした。
   ④旧分類の精母細胞性セミノーマは，名称が精母細胞性腫瘍に変更され，GCNIS非関連胚細胞腫瘍の中に位置づけられた。
   ⑤旧分類の燃え尽き腫瘍（Burned-out tumor）は，名称が退縮性胚細胞腫瘍（Regressed germ cell tumor）に変更された。
   ⑥腫瘍様病変はWHO分類に倣い，割愛した。
3. pTNM分類は，UICCの第8版（2017年）のものを採用した。
4. チェック項目や記載例を加えた。
5. 肉眼写真を割愛し，顕微鏡写真は一部を除いて全面的に改訂した。

1 基本方針

①精巣腫瘍患者の予後判定，治療指針設定，その他多方面に容易に利用できるものとし，かつ客観性と再現性に富んだものとする。
②国際的分類への読みかえが容易で，また多施設共同研究を行いやすい分類とするように配慮する。
③統計処理の容易な分類とする。
④主として精巣原発の胚細胞腫瘍，性索間質性腫瘍を対象とし，陰嚢内に発生する悪性リンパ腫，肉腫，転移性腫瘍も鑑別診断に必要なので取り上げる。

2 検索材料の由来および施行された治療

　検索材料には組織像を修飾する種々の要因が加わっている例が少なくないため，血中腫瘍マーカー，材料の由来および施行された治療を必ず付記する。

ⓐ 生化学的検査成績
1）AFP
2）hCG
3）LDH
4）その他参考となるもの

ⓑ 検索材料の由来
1）原発巣
　　高位精巣摘除術
　　単純精巣摘除術
　　精巣部分切除術
　　精巣生検

2）後腹膜リンパ節
　　広汎郭清
　　限局郭清
　　生検

3）その他のリンパ節
　　郭清
　　生検

4）転移巣
　腹部腫瘤摘出
　肺転移巣摘出
　脳転移巣摘出
　その他の転移巣摘出

ⓒ 放射線療法

ⓓ 化学療法

ⓔ 免疫療法

3 検索材料の取扱いおよび検索方法

ⓐ 摘出精巣の取扱い方

1）外表よりの観察
　最初に摘出された精巣の患者属性，左右を必ず確認する。摘出された材料の大きさ（縦×横×高さ mm）および重量（g）を測定したのち，壁側の鞘膜を剪刀で切開し，白膜を露出させる。白膜表面への腫瘍の浸潤の有無を観察し記載する。精巣上体および精索を触診し，腫瘍の有無を確認する。
　鞘膜切開の際，水瘤の有無に注意する。水瘤のある場合は，排液後の重量も測定する。

2）割の入れ方
　精巣の長軸に沿った最大割面で切開する。割を入れる際，できるかぎり刃長の長い薄刃のナイフを使用し，完全に切開する（替え刃式トリミングナイフが使いやすい）。
　電子顕微鏡検査や組織培養のための試料採取は，摘出後ただちに行っておく。

3）割面の観察，計測
　割面について，腫瘍の大きさ，色，硬度，分葉傾向，壊死，出血，被膜の有無，既存の精巣組織との境界の様子などを観察，記載する。腫瘍の大きさ（縦×横×高さ mm）を測定する。

4）写真撮影
　外表面および割面を速やかに写真撮影する。

5）固定と切り出し（図1～3）
　固定は写真撮影が終了後ただちに行う。固定後，最初の割面と直角方向に新たな割を加え，多数個所から切り出しを行う。最大割面はすべて標本化することが望まれる。腫瘍長径が 10 cm を超える症例では，最大割面をすべて標本化する代わりに，腫瘍長径 1 cm あ

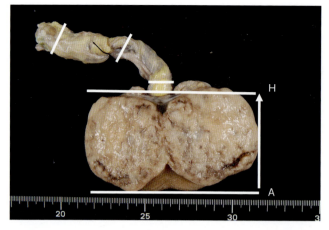

図1
精巣の長軸方向に割を入れ，ホルマリン固定を行う。腫瘍径を計測し，出血・壊死，白膜浸潤の有無を確認する。その後，割面に垂直方向に再度割を入れる。精索のサンプリングは基部，中間部，切除端近傍の3カ所を標本にすることが望ましい。

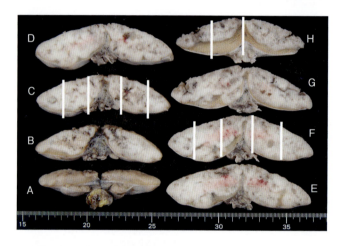

図2
図1の割面。割面にて，再度出血・壊死の有無を確認する。標本作製の際には精巣上体，精巣網，白膜浸潤を示す部位（特に存在する場合には），肉眼的に所見が異なる部位は必ず標本化する。腫瘍に近接した非腫瘍部はGCNISの確認に必要なので，必ず1カ所は標本化する。

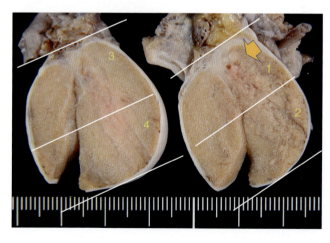

図3 退縮性胚細胞腫瘍
精巣内の一部に瘢痕形成をみる（矢印）。腫瘍細胞成分は少ないことから，瘢痕部を中心に，可能な限り多数の標本を作製する必要がある。

たり1つのブロックを作成することが推奨される。肉眼的に異なる病変すべてから切り出しをすることが望ましい。多発病変が存在する場合には，同部位は必ず標本化する。腫瘍に接した非腫瘍部の精巣組織および白膜も必ず標本化する。精巣上体および精索の断端も切り出しておく。

表1　胚細胞腫瘍の免疫染色に用いられる抗体一覧

抗体	GCNIS	セミノーマ	胎児性癌	卵黄嚢腫瘍	絨毛癌	奇形腫	精母細胞性腫瘍
AE1/AE3	−	±	+	+	+	+	−
CD30	−	−	+	−	−	−	−
CK7	±	±	+	−	+	+	−
AFP	−	−	±	+	−	±	−
AP-2γ	+	+	±	−	+	−	−
EMA	−	−	−	−	−	±	−
Glypican 3	−	−	−	+	+	±	不明
KIT（CD117）	+	+	−	±	−	−	±
NANOG	+	+	+	−	−	−	−
OCT3/4	+	+	+	−	−	−	−
GATA3	−	−	−	+	+	まれに+	−
PLAP	+	+	+	±	+	−	−
D2-40（podoplanin）	+	+	±	−	−	±	−
SALL4	+	+	+	+	±	±	+
SOX2	−	−	+	−	−	±	不明
SOX17	+	+	−	±	−	±	時に+
β-hCG	−	−	−	−	+	−	−

表2　性索間質性腫瘍の免疫染色に用いられる抗体一覧

抗体	セルトリ細胞腫	ライディッヒ細胞腫	成人型顆粒膜細胞腫	若年型顆粒膜細胞腫
AE1/AE3	±	±	±	±
EMA	−	−	−	−
KIT（CD117）	−	−	−	−
OCT3/4	−	−	−	−
PLAP	−	−	−	−
SALL4	−	−	−	−
Inhibin-α	+	+	+	+
Calretinin	±	+	+	+
SF1	+	+	+	+
FOXL2	+	±	+	+
Melan A	+	+	±	−
β-catenin[※]	+	−	−	−

※　+/−は核の染色性を示す。

①固定には，新鮮な10％ホルマリン溶液（中性緩衝ホルマリンが望ましい）を使用する。
②多数個所から切り出す理由は，胚細胞性腫瘍の場合，部位によって組織成分を異にし，その成分によっては予後に重大な影響を与えることがあるからである。特に，悪性度の高い絨毛癌の部分は壊死や出血を常に伴うので，壊死や出血巣も必ず切り出しておくようにする。
③残りの組織は，後日必要に応じて再切り出しできるように十分量の未使用ホルマリン溶液中で保存する。
④組織所見と腫瘍マーカーとの間に乖離を認める場合には，再切り出しを行うことが強く望まれる。

ⓑ 摘出リンパ節の取扱い方

リンパ節の部位を確認した後，脂肪組織から取り出す。ホルマリン溶液で固定したのち，病理組織標本作製を行う。最大割面の腫瘍径を必ず測定する。その後，同部位をすべて標本化することが強く推奨される。

リンパ節の部位の記載は第1部 C 2 ⓑ 領域リンパ節（24頁参照）で述べたように行う。病理組織標本には，その部位を明記する。

ⓒ 摘出転移腫瘍の取扱い方

肺，肝，脳，そのほかリンパ節以外の転移巣について，摘出された腫瘍はすべて摘出精巣と同様に取扱う。

ⓓ 検鏡

組織学的観察は，通常の方法によって作製したパラフィン切片のヘマトキシリン・エオジン（HE）染色標本による。

精巣腫瘍では臨床検査成績との照合や鑑別診断のために，AFPやβ-hCGなどの免疫染色が有用である。診断に有用な免疫染色は別表に示す。また，FISH等の遺伝子学的検査が診断に有用なことがある（たとえばi（12p）の存在）。表1に胚細胞腫瘍の免疫染色に用いられる抗体一覧，表2に性索間質性腫瘍の免疫染色に用いられる抗体一覧をまとめた。

4 組織分類

腫瘍の組織発生および細胞の性状から次のように分類する。

なお，本分類はWHOの精巣腫瘍組織分類（Moch H, Humphrey PA, Ulbright TM：WHO Classification of Tumours of the Urinary System and Male Genital Organs. Geneva, Switzerland：WHO Press；2016）に従った。また，WHO分類の英語名に応じて日本語名も一部変更した。

> 注1）次頁の精巣腫瘍組織分類の病名コードならびに部位コードはICD-O（International classification of diseases-oncology, Third edition, WHO, 2000）による。

【病名コード5桁目の説明】
0 良性
1 良性・悪性の別不詳
2 上皮内，非浸潤性
3 悪性，原発
6 悪性，転移

組織分類

(1) 胚細胞腫瘍（Germ cell tumor）
1) GCNIS由来胚細胞腫瘍（Germ cell tumors derived from germ cell neoplasia in situ）

病名コード[注1]

 a) 非浸潤性胚細胞腫瘍（Non-invasive germ cell neoplasia）
  ①GCNIS（Germ cell neoplasia in situ） 9064/2
  ②精細管内胚細胞腫瘍特異型（Specific forms of intratubular germ cell neoplasia）
 b) 単一型（Tumors of single histological type, pure forms）
  ①セミノーマ（Seminoma） 9061/3
   合胞性栄養膜細胞を伴うセミノーマ（Seminoma with syncytiotrophoblast cells）
  ②非セミノーマ性胚細胞腫瘍（Non-seminomatous germ cell tumors）
   Ⅰ）胎児性癌（Embryonal carcinoma） 9070/3
   Ⅱ）卵黄嚢腫瘍，思春期後型（Yolk sac tumor, postpubertal-type） 9071/3
   Ⅲ）絨毛性腫瘍（Trophoblastic tumors）
    i）絨毛癌（Choriocarcinoma） 9100/3
    ii）非絨毛癌性絨毛性腫瘍（Non-choriocarcinomatous trophoblastic tumors）
     ア）胎盤部トロホブラスト腫瘍（Placental site trophoblastic tumor） 9104/1
     イ）類上皮性トロホブラスト腫瘍（Epithelioid trophoblastic tumor） 9105/3
     ウ）囊胞状トロホブラスト腫瘍（Cystic trophoblastic tumor）
   Ⅳ）奇形腫，思春期後型（Teratoma, postpubertal-type） 9080/3
   Ⅴ）体細胞型悪性腫瘍を伴う奇形腫（Teratoma with somatic-type malignancy）
9084/3
 c) 複数の組織型を有する非セミノーマ性胚細胞腫瘍（Non-seminomatous germ cell tumors of more than one histological type）
  混合型胚細胞腫瘍（Mixed germ cell tumors） 9085/3
 d) 組織型不明な胚細胞腫瘍（Germ cell tumors of unknown type）
  退縮性胚細胞腫瘍（Regressed germ cell tumors） 9080/1
2) GCNIS非関連胚細胞腫瘍（Germ cell tumors unrelated to germ cell neoplasia in situ）
 a) 精母細胞性腫瘍（Spermatocytic tumor） 9063/3
 b) 奇形腫，思春期前型（Teratoma, prepubertal-type） 9084/0
  ①皮様囊腫（Dermoid cyst）
  ②類表皮囊腫（Epidermoid cyst）
  ③高分化神経内分泌腫瘍，（単胚葉性奇形腫）（Well-differentiated neuroendocrine

　　　　　　tumor（monodermal teratoma）） 8240/3
　　　c）奇形腫・卵黄嚢腫瘍混合型，思春期前型（Mixed teratoma and yolk sac tumor, prepubertal-type） 9085/3
　　　d）卵黄嚢腫瘍，思春期前型（Yolk sac tumor, prepubertal-type） 9071/3
（2）性索間質性腫瘍（Sex cord-stromal tumors）
　　a）単一型（Pure tumors）
　　　①ライディッヒ細胞腫（Leydig cell tumor） 8650/1
　　　　悪性ライディッヒ細胞腫（Malignant Leydig cell tumor） 8650/3
　　　②セルトリ細胞腫（Sertoli cell tumor） 8640/1
　　　　悪性セルトリ細胞腫（Malignant Sertoli cell tumor） 8640/3
　　　　大細胞性石灰化セルトリ細胞腫（Large cell calcifying Sertoli cell tumor） 8642/1
　　　　精細管内大細胞性硝子化セルトリ細胞腫（Intratubular large cell hyalinizing Sertoli cell neoplasia） 8643/1
　　　③顆粒膜細胞腫（Granulosa cell tumor） 8620/1
　　　　成人型顆粒膜細胞腫（Adult granulosa cell tumor） 8620/1
　　　　若年型顆粒膜細胞腫（Juvenile granulosa cell tumor） 8622/1
　　　④莢膜細胞腫―線維腫群腫瘍（Tumors in the fibroma-thecoma group） 8600/0
　　b）混合型および分類不能型性索間質性腫瘍（Mixed and unclassified sex cord-stromal tumors）
　　　①混合型性索間質性腫瘍（Mixed sex cord-stromal tumors） 8592/1
　　　②分類不能型性索間質性腫瘍（Unclassified sex cord-stromal tumors） 8591/1
（3）胚細胞および性索間質成分両者を持つ腫瘍（Tumor containing both germ cell and sex cord-stromal elements）
　　性腺芽腫（Gonadoblastoma） 9073/1
（4）その他の精巣腫瘍（Miscellaneous tumors of the testis）
　　a）卵巣上皮型腫瘍 Ovarian epithelial-type tumors
　　　①漿液性嚢胞腺腫（Serous cystadenoma） 8441/0
　　　②漿液性境界悪性腫瘍（Serous tumor of borderline malignancy） 8442/1
　　　③漿液性嚢胞腺癌（Serous cystadenocarcinoma） 8441/3
　　　④粘液性嚢胞腺腫（Mucinous cystadenoma） 8470/0
　　　⑤粘液性境界悪性腫瘍（Mucinous tumor of borderline malignancy） 8472/1
　　　⑥粘液性嚢胞腺癌（Mucinous cystadenocarcinoma） 8470/3
　　　⑦類内膜腺癌（Endometrioid adenocarcinoma） 8380/3
　　　⑧明細胞腺癌（Clear cell adenocarcinoma） 8310/3
　　　⑨ブレンナー腫瘍（Brenner tumor） 9000/0
　　b）若年性黄色肉芽腫（Juvenile xanthogranuloma）
　　c）血管腫（Hemangioma） 9120/0
（5）血液リンパ組織性腫瘍（Hematolymphoid tumors）
　　a）びまん性大細胞型B細胞性リンパ腫（Diffuse large B-cell lymphoma） 9680/3
　　b）濾胞性リンパ腫，NOS（Follicular lymphoma, NOS） 9690/3

c）節外性鼻型NK/T細胞リンパ腫（Extranodal NK/T-cell lymphoma, nasal-type）
　　　　　　　　　　　　　　　　　　　　　　　　　　　　　　　9719/3
　　d）形質細胞腫（Plasmacytoma）　　　　　　　　　　　　　　　9734/3
　　e）骨髄肉腫（Myeloid sarcoma）　　　　　　　　　　　　　　　9930/3
　　f）Rosai-Dorfman病（Rosai-Dorfman disease）

（6）集合管と精巣網の腫瘍（Tumors of collecting ducts and rete testis）
　　a）腺腫（Adenoma）　　　　　　　　　　　　　　　　　　　　8140/0
　　b）腺癌（Adenocarcinoma）　　　　　　　　　　　　　　　　　8140/3

（7）傍精巣組織の腫瘍（Tumors of paratesticular structures）
　　a）腺腫様腫瘍（Adenomatoid tumor）　　　　　　　　　　　　　9054/0
　　b）中皮腫（Mesothelioma）　　　　　　　　　　　　　　　　　9050/3
　　　高分化型乳頭状中皮腫（Well-differentiated papillary mesothelioma）　9050/0
　　c）精巣上体腫瘍（Epididymal tumor）
　　　　①囊胞腺腫（Cystadenoma）　　　　　　　　　　　　　　　8440/0
　　　　②乳頭状囊胞腺腫（Papillary cystadenoma）　　　　　　　　　8450/0
　　　　③腺癌（Adenocarcinoma）　　　　　　　　　　　　　　　　8140/3
　　d）扁平上皮癌（Squamous cell carcinoma）　　　　　　　　　　　8070/3
　　e）黒色神経外胚葉性腫瘍（Melanotic neuroectodermal tumor）　　9363/0
　　f）腎芽腫 Nephroblastoma　　　　　　　　　　　　　　　　　　8960/3
　　g）傍神経節腫 Paraganglioma　　　　　　　　　　　　　　　　　8693/1

（8）精管および精巣付属器の間葉系腫瘍（Mesenchymal tumors of the spermatic cord and testicular adnexa）
　　a）脂肪細胞性腫瘍（Adipocytic tumors）
　　　　①脂肪腫（Lipoma）　　　　　　　　　　　　　　　　　　　8850/0
　　　　②高分化型脂肪肉腫（Well-differentiated liposarcoma）　　　　8851/3
　　　　③脱分化型脂肪肉腫（Dedifferentiated liposarcoma）　　　　　8858/3
　　　　④粘液型脂肪肉腫（Myxoid liposarcoma）　　　　　　　　　　8852/3
　　　　⑤多形型脂肪肉腫（Pleomorphic liposarcoma）　　　　　　　　8854/3
　　b）平滑筋性腫瘍 Smooth muscle tumors
　　　　①平滑筋腫（Leiomyoma）　　　　　　　　　　　　　　　　8890/0
　　　　②平滑筋肉腫（Leiomyosarcoma）　　　　　　　　　　　　　8890/3
　　c）骨格筋性腫瘍（Skeletal muscle tumors）
　　　　①横紋筋腫（Rhabdomyoma）　　　　　　　　　　　　　　　8900/0
　　　　②横紋筋肉腫（Rhabdomyosarcoma）　　　　　　　　　　　　8900/3
　　　　　Ⅰ）胎児型（Embryonal type）　　　　　　　　　　　　　　8910/3
　　　　　Ⅱ）胞巣型（Alveolar type）　　　　　　　　　　　　　　　8920/3
　　　　　Ⅲ）多形型（Pleomorphic type）　　　　　　　　　　　　　8901/3
　　　　　Ⅳ）紡錘細胞型/硬化型（Spindle cell/sclerosing type）　　　8912/3
　　d）線維芽細胞性/筋線維芽細胞性腫瘍（Fibroblastic/myofibroblastic tumors）
　　　　①富細胞性血管線維腫（Cellular angiofibroma）　　　　　　　9160/0

②乳腺型筋線維芽細胞腫（Mammary-type myofibroblastoma） 8825/0
③深在性（侵襲性）血管粘液腫（Deep ("aggressive") angiomyxoma） 8841/0
e）神経鞘腫瘍（Nerve sheath tumors）
f）その他の精管および精巣付属器の間葉性腫瘍（Other mesenchymal tumors of the spermatic cord and testicular adnexa）
①血管腫（Hemangioma） 9120/0
②線維形成性小円形細胞腫瘍（Desmoplastic small round cell tumor） 8806/3
(9) 転移性腫瘍（Metastatic tumors） ----/6

5 組織分類の説明

(1) 胚細胞腫瘍（Germ cell tumor）

1) GCNIS 由来胚細胞腫瘍

a）非浸潤性胚細胞腫瘍（Non-invasive germ cell neoplasia）
①GCNIS（Germ cell neoplasia in situ）
②精細管内胚細胞腫瘍特異型（Specific forms of intratubular germ cell neoplasia）

2016 年に発刊された WHO 分類では，精巣胚細胞腫瘍の前駆病変として GCNIS（Germ cell neoplasia in situ）が定義された．これには適切な日本語訳を決めがたいため，本規約では GCNIS と略号を用いることにした．『精巣腫瘍取り扱い規約 第 3 版』では精細管内悪性胚細胞（Intratubular malignant germ cells, ITMGC）と，2004 年発刊の WHO 分類では精細管内胚細胞腫瘍（Intratubular germ cell neoplasia, unclassified）の名称で記されていた．

WHO 分類（2016）では，胚細胞腫瘍は非浸潤性病変である GCNIS が存在する胚細胞腫瘍と存在しない胚細胞腫瘍とに大別している．したがって，GCNIS の存在は精巣胚細胞腫瘍の診断には重要な項目である．

GCNIS は胚細胞に類似した大型腫瘍細胞が，基底膜上に散在性または一列に並ぶように出現する（図 1）．性腺形成不全の患者では，GCNIS に類似した maturation delayed germ cell がみられるので，両者の鑑別は重要である．

免疫組織化学的に胎盤性アルカリフォスファターゼ（PLAP），KIT，OCT3/4，SALL4 等の胚細胞腫瘍マーカーに陽性を示す（図 2）．遺伝子的特徴として i（12p）の存在を認める．これらの検索は GCNIS と maturation delayed germ cell の鑑別に有用である．

精細管内胚細胞腫瘍特異型は，精細管内に腫瘍細胞が充満した形態である（図 3）．胚細胞腫瘍に隣接した精細管内によく認められる．多くはセミノーマ成分から構成されるが，時に胎児性癌成分，非常にまれに絨毛癌もしくは奇形腫成分から構成される．

b）単一型（Tumors of single histological type, pure forms）

本項目は GCNIS を前駆病変とし，思春期後に発生する胚細胞腫瘍を対象とする．本項目の胚細胞腫瘍はセミノーマ，卵黄嚢腫瘍，思春期後型，絨毛性腫瘍，奇形腫，思春期後型，体細胞型悪性腫瘍を伴う奇形腫に分けられる．セミノーマ，卵黄嚢腫瘍，絨毛性腫瘍，奇形腫の各腫瘍が，できるかぎり広汎に検索した範囲内で，純粋に単独で他組織型を含ま

ない時のみ単一型に分類する。わずか小部分の他組織型要素が含まれていても予後は大きく異なることがあるので，その場合は混合型胚細胞腫瘍に分類する。たとえば大部分がセミノーマであっても，絨毛癌が小部分含まれているときは，混合型胚細胞腫瘍，セミノーマ＋絨毛癌と診断する。体細胞型悪性腫瘍を伴う奇形腫は予後不良の疾患であり，診断には注意を要する。

①セミノーマ（Seminoma）

精巣胚細胞腫瘍で最も多い組織型で，35〜50％を占める。軟らかい灰白色腫瘍で，大きなものでは分葉状で，時に壊死傾向を認める。組織学的には，腫瘍はびまん性に増殖するが，腫瘍内は線維性結合織により区画化される。索状，微小囊胞状，管腔状パターンを示すことがある。腫瘍細胞は胚細胞に似た大型類円形で核小体の明瞭な円形核と淡明な細胞質を有し，細胞境界は明瞭である（図4）。核分裂像をしばしば認めるが，予後との関連性は乏しい。間質にはほぼ全例にリンパ球浸潤を認め，約半数に類上皮肉芽腫反応を認める（図5）。細胞膜は免疫組織化学的にPLAP，KIT，OCT3/4，SALL4等の胚細胞腫瘍マーカーが陽性を示す（図6）。時にサイトケラチン（AE1/AE3）陽性所見を認める。同一の腫瘍が，卵巣ではディスジャーミノーマ（Dysgerminoma），頭蓋内ではジャーミノーマ（Germinoma）と呼ばれている。

基本的に思春期前には発生しない。50歳以上ではセミノーマの発生頻度は低くなり，後述する悪性リンパ腫，特にびまん性大細胞型B細胞性リンパ腫との鑑別は重要である。セミノーマの腫瘍細胞は，はるかに大型で，淡明な境界明瞭な胞体とクロマチンの粗い大型核を有する。悪性リンパ腫の浸潤は精細管の間質を主とし，特に浸潤先端部で腫瘍中に残存する精細管を認める。悪性リンパ腫ではGCNISを認めないことも重要な両者の鑑別点である。

亜型：合胞性栄養膜細胞を伴うセミノーマ（Seminoma with syncytiotrophoblastic cells）

セミノーマの組織中には時に絨毛癌の合胞性栄養膜細胞に類似した多核巨細胞（Syncytiotrophoblastic cells：STC）が出現する。合胞性栄養膜細胞の部分にはしばしば出血を伴う（図7）。その細胞質は免疫組織化学的にβ-hCG（図8）およびサイトケラチンが陽性を示す。合胞性栄養膜細胞の周囲に明らかな細胞性栄養膜細胞を伴わない限り，絨毛癌との混合型として取り扱わない。術前の血中hCG値が軽度上昇している症例はこの亜型を疑う必要がある。

②非セミノーマ性胚細胞腫瘍（Non-seminomatous germ cell tumors）

セミノーマを除いた，思春期後に発生する胚細胞腫瘍が本項目に含まれる。

Ⅰ）胎児性癌（Embryonal carcinoma）

軟らかい灰白色充実性腫瘍であるが，広汎に出血および壊死を伴うことも少なくない。しばしば精巣上体や精索に浸潤している。

大型で粗造クロマチンパターンを示し，明瞭な核小体（時に複数）を有する核および濃い両染性の胞体をもつ上皮細胞よりなる。核分裂像が目立つことが多い。充実性（Solid）（図9），管状（Tubular）（図10），乳頭状（Papillary）（図11），胞巣状（Alveolar）の増殖形態を示す。脈管侵襲像を認めることが多い。

胎児性癌では充実性部分を除き，しばしば胞巣間に未分化な間葉性細胞よりなる粘液腫

様あるいは疎な結合織様成分が認められる．しかし，これを奇形腫の間葉性成分と考えて混合型に分類してはならない．胎児性癌の充実性増殖部とセミノーマとの鑑別点として，前者は細胞境界が不鮮明であり，リンパ球浸潤や肉芽腫反応に乏しいことから区別できる．免疫組織化学的には，CD30，OCT3/4，SOX2（図12）が他の胚細胞腫瘍との鑑別に有用である．

　ⅱ）卵黄嚢腫瘍，思春期後型（Yolk sac tumor, postpubertal-type）
　同義語：内胚葉洞腫瘍（Endodermal sinus tumor）
　卵黄嚢腫瘍は単一型腫瘍であることはまれであり，他の組織成分中に卵黄嚢腫瘍成分をみることが多い．卵黄嚢腫瘍は黄色調の充実性腫瘍で，多彩な組織パターンを示し，それらが組み合わさって存在することが一般的である．主な組織パターンとしては小囊胞・網状（Microcystic/reticular）（図13），粘液腫状（Myxoid），大囊胞状（Macrocystic），充実性（Solid）（図14），管腔状・胞巣状（Glandular/alveolar），内胚葉洞・血管周囲（Endodermal sinus/perivascular），肝様（Hepatoid），乳頭状（Papillary），肉腫様・紡錘形細胞（Sarcomatoid/spindle），基底膜様（Parietal）等の増殖形態を示す．これ以外に8の字型のくびれを示す polyvesicular vitelline パターンがあり（図15），卵黄嚢腫瘍に特徴的構造である．精巣では小囊胞・網状パターンの出現頻度が高い．腎糸球体に類似した血管を軸とし，内外2層の上皮様細胞層よりなるものは Schiller-Duval body と呼ばれる（図16）．この腫瘍に特異的であるが，認められないこともある．エオジン好染性の硝子様小体（hyaline body）および肥厚した基底膜様構造（parietal differentiation）はほぼすべての症例でみられる．免疫組織化学的には AFP および glypican 3 等が用いられ（図17），特に後者の感度は高い．SALL4 もほぼ全例に陽性所見を示すが，特異性は乏しい．

　血中 AFP 上昇例で，組織検査上，卵黄嚢腫瘍成分を認めにくいときは，免疫組織化学的に AFP もしくは glypican 3 の組織内局在の検討を行うとよい．あるいは，ホルマリン固定保存材料の再切り出しを行い，卵黄嚢腫瘍成分の発見につとめる必要がある．

　ⅲ）絨毛性腫瘍（Trophoblastic tumors）
　"Trophoblast"の日本語は"栄養膜細胞"であり，"Chorion"の日本語名は"絨毛"であるので，"Trophoblastic tumor"に対する日本語名としては"栄養膜細胞腫瘍"が正しいが，従来"絨毛性腫瘍"が使われることが多いので，ここでは慣習に従った．また，精巣腫瘍取り扱い規約第3版では"Trophoblastic"を"栄養膜細胞性"として日本語訳を行ったが，今回の規約では絨毛性疾患取扱い規約第3版に準じて，"トロホブラスト"として日本語訳を行った．

　WHO 分類（2016）では絨毛性腫瘍は絨毛癌と非絨毛癌性絨毛性腫瘍に大別されており，本規約もそれに従った．

　　ⅰ）絨毛癌（Choriocarcinoma）
　著しく出血性の腫瘍で，灰白色充実性部をみることは少ない．合胞性および細胞性栄養膜細胞類似の腫瘍細胞よりなり（図18），前者は免疫組織化学的に β-hCG 陽性である（図19）．

　絨毛癌は単一型腫瘍であることはまれであり，他の組織成分の中の出血部に絨毛癌成分をみることが多い．したがって出血部位を必ず切り出し，標本化する必要がある．血中 hCG 上昇例で，組織検査上絨毛癌成分を認めにくいときは，ホルマリン固定保存材料，特

にその出血部の再切り出しを行い，上記成分の確認に努めるべきである。

免疫組織化学的には β-hCG と human placental lactogen（hPL）が合胞性栄養膜細胞に陽性を示す。また，inhibin-α や glypican 3 も陽性所見を示すので，診断の際には注意が必要である。一方，SALL4，GDF3，p63，GATA3 が細胞性栄養膜細胞に陽性を示す。

ⅱ）非絨毛癌性絨毛性腫瘍（Non-choriocarcinomatous trophoblastic tumors）

子宮にみられる同名の腫瘍と類似した腫瘍が，精巣にも極めてまれに認められる。絨毛癌以外の絨毛性腫瘍がここに分類される。いずれの腫瘍も一般的な絨毛性腫瘍のマーカー（Inhibin-α，GATA3，CK18 等）は陽性を示す。

ア）胎盤部トロホブラスト腫瘍（Placental site trophoblastic tumor）

腫瘍は浸潤性増殖パターンを示し，腫瘍細胞は孤在性もしくは索状に配列する。腫瘍細胞は主として中間型栄養膜細胞（Intermediate trophoblast）への分化を示す，好酸性細胞質を持ち単核または多核の大型細胞の増殖からなる（図 20）。血管侵襲が目立つことが特徴的で，血管壁のフィブリノイド変化を伴う。免疫組織化学的には hPL が陽性を（図 21），p63 が陰性を示す。

イ）類上皮性トロホブラスト腫瘍（Epithelioid trophoblastic tumor）

好酸性もしくは淡明な胞体を呈する扁平上皮細胞様の腫瘍細胞がシート状に増殖する。細胞境界は明瞭で，硝子様基質成分を伴う。血管侵襲は認めないことが多い。免疫組織化学的には p63 が陽性を，hPL が陰性もしくは弱陽性を示す。

ウ）嚢胞状トロホブラスト腫瘍（Cystic trophoblastic tumor）

微小嚢胞構造を示す腫瘍で，単核の変性気味の核および好酸性胞体を有する腫瘍細胞から構成される。免疫組織化学的には β-hCG はほぼ陰性である。

Ⅳ）奇形腫，思春期後型（Teratoma, postpubertal-type）

奇形腫，思春期後型は異なった胚葉成分（内・中・外胚葉）のいくつかの組み合わせからなる。本腫瘍は胎児性癌や卵黄嚢腫瘍と合併することが多く，時に合胞性栄養膜細胞を伴う。構成する成分は皮膚，呼吸器，消化器，神経（神経管，神経細胞，シュワン細胞等），骨軟部組織（骨，軟骨，筋肉等）等様々であり（図 22），分化の程度も未熟な成分から成熟した成分まで様々である。旧規約分類では奇形腫の亜分類として成熟奇形腫と未熟奇形腫が区別されていたが，WHO 分類に倣い，この亜分類を行わないことにした。GCNIS 成分を認める本腫瘍では，腫瘍細胞の分化の程度にかかわらず，すべて悪性と考えられる。特に転移リンパ節，もしくは臓器にて腫瘍細胞が非常に分化した良性様所見を呈することがあるが，その場合にもすべて悪性と考えられる。

腫瘍周辺もしくは化学療法後にみられる線維芽細胞様紡錘形細胞も奇形腫の一部であることが少なくない。診断には FISH による i（12p）の存在確認が有用である。

Ⅴ）体細胞型悪性腫瘍を伴う奇形腫（Teratoma with somatic-type malignancy）

奇形腫構成成分から非胚細胞性（体細胞性）悪性腫瘍（癌，肉腫など）が生じたことを意味する。まれに，奇形腫以外の胚細胞腫瘍からも発生することがある。その多くは体細胞性変化を伴った成分が精巣外に直接浸潤もしくは転移巣に出現するが，精巣内に限局する場合もある。肉腫成分としては横紋筋肉腫，平滑筋肉腫，血管肉腫，PNET 等が多く（図 23，24），上皮成分としては腺癌成分が多い（図 25）。診断に際しては体細胞型悪性腫瘍成分が対物 4 倍の視野全域（直径 5 mm）以上に存在することが必要である。FISH による

検討ではi（12p）の存在確認が報告されている．本項目は『精巣腫瘍取扱い規約 第2版』では「悪性転化を伴う奇形腫」，第3版では「悪性部分を伴う奇形腫」と分類されていた．しかしながら，奇形腫自体が生物学的に悪性の性格を示すことから，今回の表現を採用した．

免疫組織学的には，胚細胞腫瘍のマーカーが陰性を示すことが多いが，SALL4が陽性を示すことがある．

c）複数の組織型を有する非セミノーマ性胚細胞腫瘍（Non-seminomatous germ cell tumors of more than one histological type：混合型胚細胞腫瘍）

①および②で取り上げた2種類以上の組織型をもつ胚細胞腫瘍で，いかなる組み合わせも起こりうる（図26）．腫瘍構成成分を多い順に列記し，構成組織型の推定占拠率をパーセントで付記する．なお，多胎芽腫（Polyembryoma）および，びまん性胎芽腫（Diffuse embryoma）は胎児性癌と卵黄嚢腫瘍からなる特殊な混合型とみなされる（図27，28）．

d）組織型不明な胚細胞腫瘍（Germ cell tumors of unknown type）

転移で発症した胚細胞腫瘍患者の精巣に，壊死，瘢痕組織あるいは退縮した奇形腫しか認められないことがあり，これを退縮性胚細胞腫瘍（Regressed germ cell tumors）と呼ぶ（図29）（『精巣腫瘍取扱い規約 第3版』ではBurned-out tumorと記載されていた）．この際の精巣組織は注意深く組織学的検索を行うべきである．ヘマトキシリンに濃染する不定の構造（ヘマトキシリン小体）を瘢痕巣内，時にわずかに残存する精細管内に認めることがある．また，GCNISを認めることがある．

注）瘢痕部は全割し，すべて標本化して，検討することが強く推奨される．同時に，瘢痕周囲の精細管も観察し，GCNISの有無を検討することが強く推奨される．

本項目に類似した組織像は，放射線あるいは抗癌剤で治療した患者の転移巣にもみることがある．混合型では感受性の高い成分から壊死に陥り，しばしば奇形腫などがわずかに残されていることがある．このように低感受性成分のみが残されているときには，その単一型としての診断をつけてはならない．

2）GCNIS非関連胚細胞腫瘍（Germ cell tumors unrelated to germ cell neoplasia in situ）

a）精母細胞性腫瘍（Spermatocytic tumor）

50歳以降に好発し，遠隔転移は生じない．肉眼的には浮腫を伴う充実性腫瘍を形成する．顕微鏡的には，3種類の細胞成分，すなわち小型のリンパ球様細胞，中等大の細胞および100μmほどの大型の細胞からなる（図30）．しばしば精細管内増殖像を呈する．大型の腫瘍細胞核はクロマチンが不規則に凝集し，微細顆粒状，あるいは細線維状ないし糸玉状を呈する．核分裂像はしばしば認められる．腫瘍細胞の胞体は，やや好酸性でセミノーマと異なり，グリコーゲンを持たない．間質にはリンパ球浸潤や肉芽腫反応を示さない．非腫瘍部の精細管にはGCNISは認めず，他の胚細胞腫瘍成分との合併はない．

本項目はWHO分類（2004）および『精巣腫瘍取り扱い規約 第3版』では，胚細胞性セミノーマとして，セミノーマや胎児性癌などと同列に分類されていた．しかしながら，好発年齢の違い，停留精巣との関係がない，GCNISとの関連性が乏しい，i（12p）の存在を認めない，DMRT1が存在する9番染色体の増幅を認めること等から，生物学的にGCNISを伴う胚細胞腫瘍と異なる疾患であることが認識された．WHO分類（2016）から本項目はGCNIS非関連胚細胞腫瘍に分類された．精母細胞性腫瘍とセミノーマの鑑別点を表にまとめる．

亜型：肉腫を伴う精母細胞性腫瘍（Spermatocytic tumor with sarcoma）
精母細胞性腫瘍にはまれに肉腫（未分化肉腫，横紋筋肉腫など）を伴うことがある。肉腫成分が転移をすることがある。

		精母細胞性腫瘍	セミノーマ
頻度（%）		2～12	88～98
年齢（歳）		50～	20～50
発生部位		精巣	精巣，卵巣，尾仙骨部，後腹膜，縦隔，松果体部
肉眼像		淡褐色，浮腫状，出血，壊死少ない	灰白色，しばしば壊死あり
組織像	核	大・中・小の3種 細線維（糸玉）状クロマチン	均一 クロマチン粗い
	胞体	やや好酸性 グリコーゲンなし	淡明 グリコーゲン多い
	間質	乏しい リンパ球浸潤，肉芽腫反応を欠く	不定 リンパ球浸潤があり，ときに肉芽腫反応を認める

b）奇形腫，思春期前型（Teratoma, prepubertal-type）

思春期前の精巣に好発する腫瘍で，遠隔転移は生じない。内・中・外胚葉成分から構成される（図31）。GCNIS成分はなく，i（12p）の存在を認めない。極めてまれに成人例が存在するが，診断時には注意が必要である。

①皮様嚢腫（Dermoid cyst）

肉眼的に嚢胞性病変で，内部にケラチン様物質を認める。嚢胞成分は，付属器成分を伴った成熟した皮膚組織から構成される。

②類表皮嚢腫（Epidermoid cyst）

肉眼的には皮様嚢腫と同様の所見を示す。嚢胞壁は成熟した表皮（扁平上皮）成分のみから構成される（図32）。

③高分化神経内分泌腫瘍（単胚葉性奇形腫）（Well-differentiated neuroendocrine tumor［monodermal teratoma］）

小児および成人のいずれにも発生する。単独で発症する症例と奇形腫，皮様嚢腫もしくは類表皮嚢腫と合併して発生する症例がある。小型類円形核を有する腫瘍細胞が胞巣状もしくは腺房状に増殖する，中腸型の同名腫瘍と類似した組織像を示す（図33）。時に回盲部付近の同名腫瘍の転移との鑑別が問題となる。おおむね良性の経過を示すが，壊死や異型分裂像を示す症例では遠隔転移をすることがある。

注）『精巣腫瘍取扱い規約 第3版』までは，高分化神経内分泌腫瘍はカルチノイドとして分類されていた。

c）奇形腫・卵黄嚢腫瘍混合型，思春期前型（Mixed teratoma and yolk sac tumor, prepubertal-type）

思春期前の精巣に発生する腫瘍。奇形腫，思春期前型と卵黄嚢腫瘍，思春期前型の合併である（図34）。

d）卵黄嚢腫瘍，思春期前型（Yolk sac tumor, prepubertal-type）

思春期前の精巣に発生する腫瘍。多くは良性の経過を示すが，時に遠隔転移を生じる。基本的な組織像は卵黄嚢腫瘍，思春期後型と同じである（図35, 36）。成人例と異なり，単一型の症例が多い。

（2）性索間質性腫瘍（Sex cord-stromal tumors）

本カテゴリーは，性索成分のみからなる腫瘍，間質成分のみからなる腫瘍，および両者の混合したものを含む。成人では精巣腫瘍全体の2〜5％，小児では（胚細胞腫瘍が少ないため）約25％を占める。多くは非機能性であるが，一部は女性化もしくは性早熟を示す。大部分は臨床的に良性であり，約5％が悪性で，その場合は一般に組織学的に異型を伴う。若年・小児発症例の一部は特殊な症候群に関連している。

a）単一型（Pure tumors）

全体がライディッヒ細胞，セルトリ細胞，顆粒膜細胞，もしくは莢膜細胞いずれかへの分化を示す腫瘍は単一型に分類する。

①ライディッヒ細胞腫（Leydig cell tumor）
同義語：間質細胞腫（Interstitial cell tumor）

発症年齢は幅広く，性索間質性腫瘍で最も多い。乳房肥大は約15％でみられ，小児例では思春期早発を示すことが多い。黄褐色を示す充実性腫瘍で，大部分は結節性である。腫瘍細胞は精巣間質にみられるライディッヒ細胞に類似して，大型の好酸性胞体と小型円形の核を有する（図37）。約30％に棍棒状のReinke's crystalを胞体内に認め（図38），褐色調のリポフスチン顆粒を認めることもある。免疫染色では，inhibin-α, calretinin（図39），SF1などに陽性を示し，β-cateninの核内集積はみられない。ライディッヒ細胞過形成（Leydig cell hyperplasia）と腫瘍との鑑別は時に問題となる。過形成はしばしば両側性で，ライディッヒ細胞集簇巣の間に精細管が残存している。

悪性ライディッヒ細胞腫（Malignant Leydig cell tumor）

悪性の臨床経過を示すもので，ライディッヒ細胞腫の約5％を占める。精巣外の浸潤，5 cmを超える大きさ，高倍10視野あたり4個以上の核分裂像，細胞異型，脈管侵襲，壊死のうち，2つ以上がみられることが多い（図40）。

②セルトリ細胞腫（Sertoli cell tumor）

セルトリ細胞類似細胞よりなり，通常管状あるいは索状構造を呈するが（図41），まれにびまん性に増殖する。臨床的には女性化症状を示すことがある。胞体は好酸性の場合と，淡明で脂質陽性の場合とがある。『精巣腫瘍取扱い規約 第3版』では，淡明で脂質に富む細胞質が目立つものは高脂質性セルトリ細胞腫として亜型の1つとされていたが，WHO分類（2016）では形態学的variantとされ，亜型として扱われていない。同じく亜型分類とはされていないが，硝子化の目立つ間質を伴うものもあり，細胞に乏しい線維性間質が半分以上を占める場合は，硬化性セルトリ細胞腫と呼ばれる（図42）。硬化性セルトリ細胞腫は一般に小さく（平均17 mm），女性化や悪性例はほとんどみられない。免疫染色ではinhibin-α（図43），calretinin，SF1などに加えて，β-cateninが核に陽性を示す。

悪性セルトリ細胞腫（Malignant Sertoli cell tumor）

悪性の臨床経過を示すセルトリ細胞腫である。転移を示すセルトリ細胞腫は約5％とさ

れ，転移がない場合の組織学的悪性度の判定は難しいが，悪性の指標としては，精巣外の浸潤，5 cm を超える大きさ，高倍 10 視野あたり 6 個以上の核分裂像，顕著な細胞異型，脈管侵襲などが挙げられている（図 44）。

大細胞性石灰化セルトリ細胞腫（Large cell calcifying Sertoli cell tumor）

セルトリ細胞腫瘍のうち，特に大型で好酸性の腫瘍細胞からなり，間質に種々の程度の石灰化を伴うもので（図 45），ライディッヒ細胞腫との鑑別を要する。小児や若年者に多く，皮膚の色素沈着，ほかの内分泌臓器の細胞の過形成や腫瘍を合併することがあり（Carney's complex），PRKAR1A 遺伝子（17q22-24）の変異が高率にみられる。免疫染色でinhibin-α，S-100，SF1 などが陽性だが，β-catenin の核陽性像はみられない。まれに悪性の経過を示し，4 cm を超える大きさ，10 倍高視野に 4 個以上の核分裂像，顕著な核異型，壊死，脈管侵襲，精巣外進展のうち，2 つ以上がみられる場合が多い。

精細管内大細胞性硝子化セルトリ細胞腫（Intratubular large cell hyalinizing Sertoli cell neoplasia）

本腫瘍は，Peutz-Jeghers 症候群の患者に生ずる特殊な精巣病変として WHO 分類（2016）に取り上げられた。精細管内に大型のセルトリ細胞様の腫瘍細胞が増殖し，基底膜様物質の顕著な沈着がみられる。SKT11 遺伝子の胚細胞変異によるとされる。思春期前に乳房肥大で発症することが多く，通常両側性・多発性で，個々の大きさは数 mm 大である。悪性の経過を示す症例の報告はみられない。

③顆粒膜細胞腫（Granulosa cell tumor）

組織像は卵巣顆粒膜細胞腫と同様で，成人型と若年型の 2 つの亜型に分けられる。

成人型顆粒膜細胞腫（Adult granulosa cell tumor）

腫瘍細胞は胞体に乏しく，卵円形あるいは円形のよくそろった大きさを示し，核が密在してみえる。核小体は目立たず，核膜に深い切れ込みがあり，いわゆる coffee-bean 状を呈する。これら腫瘍細胞は，しばしば小型の濾胞様構造を中心にした Call-Exner 小体を形成する（図 46）。FOXL2 遺伝子の変異を示すものがみられる。悪性の指標としては，4 cm を超える大きさ，浸潤性発育，脈管侵襲などが知られている。

若年型顆粒膜細胞腫（Juvenile granulosa cell tumor）

腫瘍細胞は胞体が豊かで，類円形または多角形を示し，核には成人型のような切れ込みは目立たない。腫瘍細胞は濾胞状ないし嚢胞状構造を示して増殖することが多い（図 47）。ほぼ全症例が 10 歳未満で，大部分は乳児期にみられる。しばしば性腺の発育異常を伴う。報告例はすべて良性経過を示している。

④莢膜細胞腫-線維腫群腫瘍（Tumors in the fibroma-thecoma group）

卵巣の莢膜細胞腫-線維腫群腫瘍と同様の組織像を呈し，性腺間質ないし白膜由来とされる線維芽細胞様の細胞からなる。報告例はすべて良性経過を示している。

b）混合型および分類不能型性索間質性腫瘍（Mixed and unclassified sex cord-stromal tumors）

①混合型性索間質性腫瘍（Mixed sex cord-stromal tumor）
②分類不能型性索間質性腫瘍（Unclassified sex cord-stromal tumor）

『精巣腫瘍取扱い規約 第 3 版』では，不完全分化型，混合型，分類不能型の 3 つに分かれていたが，WHO 分類（2016）では 1 つにまとめられ，混合型，分類不能型の 2 つを含

むものとされた。ライディッヒ細胞腫，セルトリ細胞腫，顆粒膜細胞腫，莢膜細胞腫—線維腫群腫瘍の4成分のうち，2種以上が混在してみられるときは混合型に分類する（図48）。分類不能型は上記の組織型のいずれにも分類しがたい腫瘍を指す。悪性例もみられ，その組織学的特徴は，悪性のライディッヒ細胞腫やセルトリ細胞腫と類似している。

なお，近年報告された疾患概念として筋様性腺間質性腫瘍（Myoid gonadal stromal tumor）がある。平滑筋と性腺間質の性格を持つ紡錘形細胞からなるまれな腫瘍で，中年層を主体に幅広い年齢に生ずる。報告例はすべて良性の経過を示し，大きさは12〜35 mmで境界明瞭だが，被膜形成はない。平滑筋アクチン，S-100を共発現している。

(3) 胚細胞および性索間質成分両者を持つ腫瘍（Tumor containing both germ cell and sex cord-stromal elements）

性腺芽腫（Gonadoblastoma）

胚細胞および性索間質成分の両者が混在する腫瘍，ないし腫瘍状病変である。ほとんど必発的に性腺の発育異常や停留精巣を伴う。胚細胞成分は大型で淡明な胞体をもつセミノーマ類似細胞であり，性索間質成分としてはセルトリ細胞や顆粒膜細胞に類似した細胞を認める（図49）。ライディッヒ細胞に類似した細胞をみることもある。Call-Exner小体に似た硝子物が大部分の症例でみられ，小さな石灰沈着巣を伴うことも多い。時に細胞成分が消失し，特徴的な石灰化のみがみられることもある。未分化性腺組織（undifferentiated gonadal tissue）は，胚細胞成分と性索細胞成分が，小胞巣や境界不明瞭な索状構造を形成して性腺間質内に認められるもので，性腺芽腫の前駆病変とみなされる。性腺芽腫から生じたセミノーマとの鑑別を要することがある。

(4) その他の精巣および傍精巣腫瘍（Miscellaneous tumors of the testis and paratesticular tissue）

a）卵巣上皮型腫瘍（Ovarian epithelial-type tumors）

卵巣の表面上皮型腫瘍に類似した腫瘍で，漿液性腫瘍（図50），粘液性腫瘍，類内膜癌，明細胞腺癌，ブレンナー腫瘍，およびこれらの混合型が含まれるが，漿液性腫瘍（特に境界悪性腫瘍）と粘液性腫瘍が多い。

b）若年性黄色肉芽腫（Juvenile xanthogranuloma）

乳幼児に生ずる組織球性病変で，系統的病変の1つとしてみられることが多い。CD68陽性，S-100蛋白やCD1aは陰性である。自然退縮例も知られている。

c）血管腫（Hemangioma）

血管性の良性腫瘍で，幅広い年齢層にみられる。海綿状，毛細血管性，類上皮性などの組織像を示す。

(5) 血液リンパ組織性腫瘍（Hematolymphoid tumors）

精巣原発のリンパ腫は，リンパ腫全体の1〜2％，節外性リンパ腫の4％，そして精巣腫瘍の5％程度とされる。50歳以上では最も多い精巣腫瘍である。大部分（80〜90％）はびまん性大細胞性B細胞リンパ腫で，その他のものはいずれもまれである。白血病や他の部位に発生したリンパ腫が二次的に精巣を侵すこともしばしばみられる。

a）びまん性大細胞型 B 細胞性リンパ腫（Diffuse large B-cell lymphoma）
　精巣リンパ腫で最も多く，時にセミノーマとの鑑別が問題となる．N/C 比は大きく胞体はセミノーマに比べて小さい（図 51）．間質に沿った浸潤が目立ち，精巣実質の破壊は比較的軽く，特に発育先端部で精細管の残存がみられることが多い．
　b）濾胞性リンパ腫 NOS（Follicular lymphoma：NOS）
　小児・若年成人に多く，大部分は 2〜4 cm 大で，予後は一般に良好である．濾胞中心細胞の性格を示す大小の，時に不整形の lymphoid cell がマントル構造を欠く境界不明瞭な濾胞構造を形成する．
　c）節外性鼻型 NK/T 細胞リンパ腫，（Extranodal NK/T-cell lymphoma, nasal-type）
　EBV 陽性で発症年齢は幅広く，アジア人およびアメリカ原住民に多い．腫瘍細胞は NK 細胞もしくは細胞障害性 T 細胞の形質をもち，びまん性の増殖，凝固壊死や血管侵襲を示し，予後は不良である．
　d）形質細胞腫（Plasmacytoma）
　形質細胞に類似した小型ないし大型の異型 lymphoid cell の増殖からなる（図 52）．
　e）骨髄肉腫（Myeloid sarcoma）
　骨髄球ないし単球系の形質を持つ腫瘍細胞の増殖からなり（図 53），骨髄性白血病の既往がある場合と，ない場合とがある．
　f）Rosai-Dorfman 病（Rosai-Dorfman disease）
　原因不明の，emperipolesis（細胞内細胞貫入現象）を示す組織球の増殖を示す疾患である．多くの場合は，リンパ節や他臓器の病変を伴う．

（6）集合管と精巣網の腫瘍（Tumors of collecting duct and rete testis）
　a）腺腫（Adenoma）
　管状ないし乳頭状に増殖する良性上皮性腫瘍である（図 54）．立方状，円柱状ないし重層上皮からなり，核異型や分裂像を欠く．非腫瘍性の精巣網と連続性を示すことがある．セルトリ細胞様亜型（Sertoliform variants）では，拡張し嚢胞性になった網様構造内に，基底部に配列する核と豊富な明るい細胞質を持つ細胞からなる管腔構造が密に配列してみられる（図 55）．
　b）腺癌（Adenocarcinoma）
　管状，乳頭状，嚢胞状ないし充実性に増殖する腺癌（図 56）で，転移性腫瘍や中皮腫と鑑別を要する場合がある．

（7）傍精巣組織の腫瘍（Tumors of paratesticular structures）
　a）腺腫様腫瘍（Adenomatoid tumor）
　傍精巣腫瘍では最も多く，大部分は精巣上体にみられる．腺腔様構造と，周囲の線維性ならびに平滑筋成分よりなる（図 57）．良性であるが，時に精巣網内にも連続的に発育を示すことがあり，これを浸潤像とみてはならない．中皮由来とされ，cytokeratin 7 や各種の中皮細胞マーカーが陽性となる．梗塞を伴う腺腫様腫瘍（infarcted adenomatoid tumor）は，しばしば核分裂像を伴う再生性・反応性変化を示し，特に部分的に精巣内に病変がある場合，悪性腫瘍との鑑別が問題になることがある．

b）中皮腫（Mesothelioma）

精巣鞘膜と白膜を覆う中皮の腫瘍性増殖で，胸膜あるいは腹膜原発の中皮腫に相当し，組織像もそれに準ずる．管状あるいは乳頭状構造を呈するものが多い（図58）．白膜表面に乳頭状増殖をきたしているものは診断が容易である．Variantとして，高分化型乳頭状中皮腫（Well-differentiated papillary mesothelioma）があり，分裂像や細胞異型は乏しく，間質浸潤を欠く．陰囊水腫や白膜の炎症性変化に伴って，中皮細胞が反応性に乳頭状，時に炎症性肉芽組織中に腺管構造を形成して増生することがあり，悪性腫瘍の浸潤像との鑑別が必要なことがある．

c）精巣上体腫瘍（Epididymal tumors）

①囊胞腺腫（Cystadenoma）

囊胞腺腫の多くは次に記す乳頭状囊胞腺腫（Papillary cystadenoma）であるが，それに該当しない組織像を示すものである．

②乳頭状囊胞腺腫（Papillary cystadenoma）

精巣上体管の良性上皮性腫瘍である囊胞腺腫の多くを占めるもので，von Hippel-Lindau症候群に合併するものがある．通常精巣上体頭部に発生する．淡明な細胞質を持つ円形ないし立方状細胞が，血管性間質を芯として乳頭状増殖を示す（図59）．組織学的・免疫組織学的所見は淡明細胞型腎細胞癌と類似している．

③腺癌（Adenocarcinoma）

精巣上体管に発生する腺癌である（図60）．

d）扁平上皮癌（Squamous cell carcinoma）

精巣上体に発生するものが報告されているが，極めてまれである．

e）黒色神経外胚葉性腫瘍（Melanotic neuroectodermal tumor）

大部分は乳児に発生する神経堤由来の腫瘍である．多数の線維芽細胞を含む線維性間質を背景に，小型の神経芽細胞様の円形細胞の胞巣状ないしシート状増殖と大型で立方状の上皮様細胞が混在してみられ，後者にはメラニン顆粒を含むものが認められる（図61）．

f）腎芽腫（Nephroblastoma）

異所性の造腎組織に由来すると思われる胎児性腫瘍で，鼠径管内，精管周囲，精巣上体など精巣の近傍に生ずる．腎臓原発のものと同様の性格を示し，ほとんどが小児例である．

g）傍神経節腫（Paraganglioma）

精管や精巣上体にまれに生じ，組織像は他の部位に生ずるものと同様で，多くは非機能性である．

(8) 精管および精巣付属器の間葉系腫瘍（Mesenchymal tumors of the spermatic cord and testicular adnexa）

a）脂肪細胞性腫瘍（Adipocytic tumors）

脂肪腫は，傍精巣の間葉系腫瘍として最も多い．脂肪肉腫は成人では傍精巣肉腫として20～56％を占めるとされ，その大半は高分化型（図62）で，脱分化型がこれに次ぎ，粘液型や多形型はまれである．

b）平滑筋性腫瘍（Smooth muscle tumors）

全体が平滑筋への分化を示す腫瘍である（図63）．平滑筋腫は，傍精巣の良性間葉系腫

瘍としては脂肪腫に次いで多い。平滑筋肉腫は，成人の傍精巣の肉腫としては脂肪肉腫に次いで多く，大部分は高分化型のものである。

c) 骨格筋性腫瘍（Skeletal muscle tumors）

横紋筋腫は，傍精巣では極めてまれな良性腫瘍で，線維性間質を背景に，異型を欠く横紋筋芽細胞が孤立性，小集簇性ないし結節性にみられる。横紋筋肉腫は，傍精巣の骨格筋性腫瘍で最も多く，大部分は小児・若年者に生ずる。横紋筋肉腫では胎児型が最も多く（図64），紡錘細胞型/硬化型がこれに次ぎ，胞巣型や多形型はまれである。なお，紡錘細胞型/硬化型は，傍精巣が好発部位の1つである。

d) 線維芽細胞性/筋線維芽細胞性腫瘍（Fibroblastic/myofibroblastic tumors）

線維芽細胞や筋線維芽細胞への分化を示す腫瘍で，富細胞性血管線維腫（Cellular angiofibroma），乳腺型筋線維芽細胞腫（Mammary-type myofibroblastoma），深在性（侵襲性）血管粘液腫（Deep "aggressive" angiomyxoma）のほか，Solitary fibrous tumor, Calcifying fibrous tumor, Desmoid fibromatosis, Fibrous hamartoma of infancy などが報告されている。

①富細胞性血管線維腫（Cellular angiofibroma）

中高年者に鼠径部や陰嚢内無痛性の腫瘍として生ずることが多い。一般によく被包されており，膠原線維性の間質に異型の乏しい紡錘形細胞と壁肥厚を示す血管が増生してみられる。再発はごくまれである。

②乳腺型筋線維芽細胞腫（Mammary-type myofibroblastoma）

鼠径部ないし傍精巣部に発生し，形態学的には紡錘細胞脂肪腫に類似しているが，幅広い膠原線維束を有する間質がみられる。再発はごくまれである。

③深在性（侵襲性）血管粘液腫（Deep "aggressive" angiomyxoma）

多くは成人の精管や陰嚢に生じ，粘液腫状の間質に異型の乏しい紡錘形ないし星芒状細胞がみられる。*HMGA2* の rearrangement がしばしばみられる。

e) 神経鞘腫瘍（Nerve sheath tumors）

神経鞘腫，神経線維腫，神経周腫，悪性末梢性神経鞘腫，神経節腫などの報告がある。

f) その他の精管および精巣付属器の間葉系腫瘍（Other mesenchymal tumors of the spermatic cord and testicular adnexa）

血管腫，線維形成性小円形細胞腫瘍（図65），未分化肉腫などが報告されている。

(9) 転移性腫瘍（Metastatic tumors）

原発腫瘍として，成人では前立腺癌（図66），消化管癌，腎癌，肺癌，悪性黒色腫，尿路癌，膵癌，胃癌など，小児では白血病，リンパ腫，神経芽腫，腎芽腫，横紋筋肉腫などが多い。転移経路としては，動脈性のほか，逆行性静脈性（精巣静脈経由），逆行性リンパ管性（傍大動脈リンパ節経由），経腹膜性などが挙げられる。

付表1　精巣胚細胞腫瘍の組織分類の新旧比較

精巣腫瘍取扱い規約　第3版	精巣腫瘍取扱い規約　第4版
	GCNIS由来胚細胞腫瘍（Germ cell tumors derived from germ cell neoplasia in situ）
1）精細管内悪性胚細胞（Intratubular malignant germ cells）	a）非浸潤性胚細胞腫瘍（Non-invasive germ cell neoplasia） ①GCNIS（Germ cell neoplasia in situ） ②精細管内胚細胞腫瘍特異型（Specific form of ntratubular germ cell neoplasia）
2）単一型（Tumors of one histological type, pure forms） ①セミノーマ（Seminoma） 　亜型：合胞性栄養膜細胞を伴うセミノーマ（Seminoma with syncytiotrophoblastic cells） ②精母細胞性セミノーマ（Spermatocytic seminoma） 　亜型：肉腫を伴う精母細胞性セミノーマ（Spermatocytic seminoma with sarcoma） ③胎児性癌（Embryonal carcinoma） ④卵黄囊腫瘍（Yolk sac tumor） ⑤多胎芽腫（Polyembryoma） ⑥絨毛性腫瘍（Trophoblastic tumors） 　a）絨毛癌（Choriocarcinoma） 　b）胎盤部栄養膜細胞性腫瘍（Placental site trophoblastic tumor） ⑦奇形腫（Teratomas） 　a）成熟奇形腫（Mature teratoma） 　　皮様囊腫（Dermoid cyst） 　b）未熟奇形腫（Immature teratoma） 　c）悪性部分を伴う奇形腫（Teratoma with malignant area）	b）単一型（Tumors of single histological type, pure forms） ①セミノーマ（Seminoma） 　合胞性栄養膜細胞を伴うセミノーマ（Seminoma with syncytiotrophoblastic cells） ②非セミノーマ性胚細胞腫瘍（Non-seminomatous germ cell tumors） 　Ⅰ）胎児性癌（Embryonal carcinoma） 　Ⅱ）卵黄囊腫瘍，思春期後型（Yolk sac tumor, postpubertal-type） 　Ⅲ）絨毛性腫瘍（Trophoblastic tumors） 　　ⅰ）絨毛癌（Choriocarcinoma） 　　ⅱ）非絨毛癌性絨毛性腫瘍（Non-choriocarcinomatous trophoblastic tumors） 　　　ア）胎盤部トロホブラスト腫瘍（Placental site trophoblastic tumor） 　　　イ）類上皮性トロホブラスト腫瘍（Epithelioid trophoblastic tumor） 　　　ウ）囊胞状トロホブラスト腫瘍（Cystic trophoblastic tumor） 　Ⅳ）奇形腫，思春期後型（Teratoma, postpubertal-type） 　Ⅴ）体細胞型悪性腫瘍を伴う奇形腫（Teratoma with somatic-type malignancy）
3）混合型（Tumors of more than one histological type, mixed forms）	

精巣腫瘍取扱い規約 第3版	精巣腫瘍取扱い規約 第4版
	③複数の組織型を有する非セミノーマ性胚細胞腫瘍（Non-seminomatous germ cell tumors of more than one histological type） 　混合型胚細胞腫瘍（Mixed germ cell tumors） ④組織型不明な胚細胞腫瘍（Germ cell tumors of unknown type） 　退縮性胚細胞腫瘍（Regressed germ cell tumors） 2）GCNIS非関連性胚細胞腫瘍（Germ cell tumors unrelated to germ cell neoplasia in situ） 　a）精母細胞性腫瘍（Spermatocytic tumor） 　b）奇形腫, 思春期前型（Teratoma, prepubertal-type） 　　①皮様嚢腫（Dermoid cyst） 　　②類表皮嚢腫（Epidermoid cyst） 　　③高分化神経内分泌腫瘍（単胚葉性奇形腫）（Well-differentiated neuroendocrine tumor（monodermal teratoma）） 　c）奇形腫・卵黄嚢腫瘍混合型, 思春期前型（Mixed teratoma and yolk sac tumor, prepubertal-type） 　d）卵黄嚢腫瘍, 思春期前型（Yolk sac tumor, prepubertal-type）

付表2　精巣性索間質性腫瘍の組織分類の新旧比較

精巣腫瘍取扱い規約　第3版	精巣腫瘍取扱い規約　第4版
性索/性腺間質腫瘍（Sex cord/gonadal stromal tumors） 1）単一型（Pure forms） 　①ライディッヒ細胞腫（Leydig cell tumor） 　②セルトリ細胞腫（Sertoli cell tumor） 　　亜型：a）大細胞性石灰化セルトリ細胞腫（Large cell calcifying Sertoli cell tumor） 　　　　b）高脂質性セルトリ細胞腫（Lipid-rich Sertoli cell tumor） 　③顆粒膜細胞腫（Granulosa cell tumor） 　　a）成人型顆粒膜細胞腫（Adult type granulosa cell tumor） 　　b）若年型顆粒膜細胞腫（Juvenile type granulosa cell tumor） 　④莢膜細胞腫/線維腫群腫瘍（Tumors of the thecoma/fibroma group） 2）不完全分化型性索/性腺間質腫瘍（Incompletely differentiated sex cord/gonadal stromal tumors） 3）混合型（Mixed forms） 4）分類不能型（Unclassified forms）	性索間質性腫瘍（Sex cord-stromal tumors） 1）単一型（Pure forms） 　①ライディッヒ細胞腫（Leydig cell tumor） 　　悪性ライディッヒ細胞腫（Malignant Leydig cell tumor） 　②セルトリ細胞腫（Sertoli cell tumor） 　　悪性セルトリ細胞腫（Malignant Sertoli cell tumor） 　　亜型：a）大細胞性石灰化セルトリ細胞腫（Large cell calcifying Sertoli cell tumor） 　　　　b）精細管内大細胞性硝子化セルトリ細胞腫（Intratubular large cell hyalinzing Sertoli cell tumor） 　③顆粒膜細胞腫（Granulosa cell tumor） 　　a）成人型顆粒膜細胞腫（Adult granulosa cell tumor） 　　b）若年型顆粒膜細胞腫（Juvenile granulosa cell tumor） 　④線維腫―莢膜細胞腫群腫瘍（Tumors in the fibroma-thecoma group） 2）混合型および分類不能型性索間質性腫瘍（Mixed and unclassified sex cord-stromal tumors） 　①混合型性索間質性腫瘍（Mixed sex cord-stromal tumors） 　②分類不能型性索間質性腫瘍（Unclassified sex cord-stromal tumors）

6 pTNM 病理組織学的分類

付表3．pTNM 病理組織学的分類の新旧比較
pTNM 病理組織学的分類[参考1)]
組織学的な TNM 分類は pTNM と表示する。

（1）pT（原発腫瘍）[注1)]
　pTX　原発腫瘍の評価が不可能（根治的精巣摘出術が行われなかった場合）

T0 原発腫瘍を認めない（例えば精巣における組織学的瘢痕）
pTis 精細管内胚細胞腫瘍（GCNIS）
pT1 脈管侵襲を伴わない精巣および精巣上体に限局する腫瘍。浸潤は白膜までで，鞘膜には浸潤していない腫瘍[参考2)]
pT2 脈管侵襲を伴う精巣および精巣上体に限局する腫瘍。また白膜を越え，鞘膜に進展する腫瘍
pT3 脈管侵襲には関係なく，精索に浸潤する腫瘍
pT4 脈管侵襲には関係なく，陰嚢壁に浸潤する腫瘍

(2) pN（領域リンパ節）
pNX 領域リンパ節転移の評価が不可能
pN0 領域リンパ節転移なし
pN1 最大径が2 cm以下で，5個以下のリンパ節転移
pN2 最大径が2 cmを越え，5 cm以下のリンパ節転移，または最大径が5 cm以下で，6個以上の多発性リンパ節転移，またはリンパ節外への進展
pN3 最大径が5 cmを越える転移

(3) pM（遠隔転移）[注2)]
pM1 遠隔転移が病理組織学的に確認されている
pM1a 領域リンパ節以外のリンパ節転移，または肺転移
pM1b リンパ節および肺以外の遠隔転移

病理病期分類（UICC/TNM第8版に同じ）

0期	pTis	N0	M0	S0
Ⅰ期	pT1-4	N0	M0	SX
ⅠA期	pT1	N0	M0	S0
ⅠB期	pT2-4	N0	M0	S0
ⅠS期	pT/TXに関係なく	N0	M0	S1-3
Ⅱ期	pT/TXに関係なく	N1-3	M0	SX
ⅡA期	pT/TXに関係なく	N1	M0	S0, S1
ⅡB期	pT/TXに関係なく	N2	M0	S0, S1
ⅡC期	pT/TXに関係なく	N3	M0	S0, S1
Ⅲ期	pT/TXに関係なく	Nに関係なく	M1a	SX
ⅢA期	pT/TXに関係なく	Nに関係なく	M1a	S0, S1
ⅢB期	pT/TXに関係なく	N1-3	M0	S2
	pT/TXに関係なく	Nに関係なく	M1a	S2
ⅢC期	pT/TXに関係なく	N1-3	M0	S3
	pT/TXに関係なく	Nに関係なく	M1a	S3
	pT/TXに関係なく	Nに関係なく	M1b	Sに関係なく

付表3　pTNM 病理組織学的分類の新旧比較

精巣腫瘍取扱い規約　第3版 （UICC TNM 悪性腫瘍の分類　第6版）		精巣腫瘍取扱い規約　第4版 （UICC TNM 悪性腫瘍の分類　第8版）	
pT	原発腫瘍	pT	原発腫瘍
pTX	原発腫瘍の評価が不可能（根治的精巣摘出術が行われなかった場合）	pTX	原発腫瘍の評価が不可能（根治的精巣摘出術が行われなかった場合）
pT0	原発腫瘍を認めない（たとえば精巣における組織学的瘢痕）	pT0	原発腫瘍を認めない（たとえば精巣における組織学的瘢痕）
pTis	精細管内胚細胞腫瘍（上皮内癌）	pTis	GCNIS および精細管内胚細胞腫瘍特異型
pT1	脈管侵襲を伴わない精巣および精巣上体に限局する腫瘍 浸潤は白膜までで，鞘膜には浸潤していない腫瘍	pT1	脈管侵襲を伴わない精巣および精巣上体に限局する腫瘍 浸潤は白膜までで，鞘膜には浸潤していない腫瘍
pT2	脈管侵襲を伴う精巣および精巣上体に限局する腫瘍，または白膜を越えて鞘膜に進展する腫瘍	pT2	脈管侵襲を伴う精巣および精巣上体に限局する腫瘍，または白膜を越えて鞘膜に進展する腫瘍
pT3	脈管侵襲には関係なく精索に浸潤する腫瘍	pT3	脈管侵襲には関係なく精索に浸潤する腫瘍
pT4	脈管侵襲には関係なく陰嚢壁に浸潤する腫瘍	pT4	脈管侵襲には関係なく陰嚢壁に浸潤する腫瘍
pN	所属リンパ節	pN	所属リンパ節
pNX	所属リンパ節転移の評価が不可能	pNX	所属リンパ節転移の評価が不可能
pN0	所属リンパ節転移なし	pN0	所属リンパ節転移なし
pN1	最大径が2cm以下で，5個以下のリンパ節転移	pN1	最大径が2cm以下で，5個以下のリンパ節転移
pN2	最大径が2cmを越え，5cm以下のリンパ節転移，または最大径が5cm以下で，6個以上の多発性リンパ節転移，またはリンパ節外への進展	pN2	最大径が2cmを越え，5cm以下のリンパ節転移，または最大径が5cm以下で，6個以上の多発性リンパ節転移，またはリンパ節外への進展
pN3	最大径が5cmを越える転移	pN3	最大径が5cmを越える転移
pM	遠隔転移	pM	遠隔転移
pMX	遠隔転移の評価が不可能	*pMX および pM0 というカテゴリーは用いない	
pM0	遠隔転移なし	pM1	遠隔転移あり
		M1a	領域リンパ節以外のリンパ節転移，または肺転移
		M1b	領域リンパ節以外のリンパ節転移と肺転移を除く遠隔転移 （転移臓器の特定に以下の記号を用いてよい）
pM1	遠隔転移あり		肺（PUL）　骨髄（MAR）　骨（OSS）
M1a	所属リンパ節以外のリンパ節転移，または肺転移		胸膜（PLE）　肝（HEP）　腹膜（PER）
M1b	リンパ節および肺以外の遠隔転移		脳（BRA）　副腎（ADR）　リンパ節（LYM） 皮膚（SKI）　その他（OTH）

参考1） AJCC第8版ではTNM分類は精巣思春期後型胚細胞性腫瘍と悪性性索間質性腫瘍に適用するが，良性・境界悪性腫瘍には適用せず，また精母細胞性腫瘍（旧分類の精母細胞性セミノーマ）も「TNM分類は適用しない」としている。

参考2） AJCC第8版では，セミノーマに限り，pT1をさらに腫瘍径によって亜分類を行う（pT1a：腫瘍最大径3cm未満の腫瘍，pT1b：腫瘍最大径3cm以上の腫瘍）。

注1） 通常，精巣腫瘍の場合，原発腫瘍の拡がりは根治的精巣摘除術後に診断されるため，術前に臨床的にT分類（cT）が決定されることはまれである。根治的精巣摘除術をせずに病理学的病期T分類を行う状況も可能性としてあり得るが，少なくともpTisの診断は精巣が全摘出された後に行うことが望ましい。

注2） 病理組織学的遠隔転移pMには顕微鏡的検査が必要であり，UICC総則ではpM0およびpMXは用いられないとしている（『精巣腫瘍取扱い規約 第3版』からの改訂点）。

7 報告書記載例

1）チェックリスト
精巣：高位精巣摘除術

部位
  ___ 右
  ___ 左
  ___ 同定困難

腫瘍局在
  ___ 単発
  ___ 多発
  ___ 同定困難

腫瘍径
  腫瘍径：___ × ___ × ___ cm
  ＋（存在すれば）娘結節径：___ × ___ × ___ cm（娘結節の数だけ記載）

pT分類

組織型
Germ cell neoplasia in situ（GCNIS）の有無：
  ___ あり
  ___ なし
  ___ 同定困難

セミノーマ
  ___ セミノーマ

___ 合胞性栄養膜細胞を伴うセミノーマ
___ 瘢痕形成を伴うセミノーマ

非セミノーマ性胚細胞腫瘍
　___ 胎児性癌
　___ 卵黄嚢腫瘍，思春期後型
　___ 絨毛癌
　___ 奇形腫，思春期後型
　___ 体細胞型悪性腫瘍を伴う奇形腫（構成成分を記載）：＿＿＿＿＿＿＿＿＿＿＿

混合型胚細胞腫瘍（構成成分の比率（％）を記載）
　___ セミノーマ：＿＿＿％
　___ 胎児性癌：＿＿＿％
　___ 卵黄嚢腫瘍，思春期後型：＿＿＿％
　___ 絨毛癌：＿＿＿％
　___ 奇形腫，思春期後型：＿＿＿％
　___ その他（組織型を明記）：＿＿＿％

非絨毛癌性絨毛性腫瘍
　___ 胎盤部トロホブラスト腫瘍
　___ 類上皮性トロホブラスト腫瘍
　___ 嚢胞状トロホブラスト腫瘍

退縮性胚細胞腫瘍および瘢痕
　___ 退縮性胚細胞腫瘍と診断される瘢痕
　___ 退縮性胚細胞腫瘍が疑われる瘢痕

精細管内胚細胞腫瘍
　___ 精細管内セミノーマ
　___ 精細管内胎児性癌
　___ その他の精細管内胚細胞腫瘍　組織型を記す：

　___ 精母細胞性腫瘍
　___ 肉腫を伴う精母細胞性腫瘍

　___ 奇形腫，思春期前型
　___ 皮様嚢腫
　___ 類皮様嚢腫
　___ 高分化神経内分泌腫瘍（単胚葉性奇形腫）
　___ 奇形腫・卵黄嚢腫瘍混合型，思春期前型

___ 卵黄嚢腫瘍，思春期前型
___ その他（組織型を明記）：_____

性索間質性腫瘍
   ___ ライディッヒ細胞腫
   ___ 悪性ライディッヒ細胞腫
   ___ セルトリ細胞腫
   ___ 悪性セルトリ細胞腫
   ___ 大細胞性石灰化セルトリ細胞腫
   ___ 精細管内大細胞性硝子化セルトリ細胞腫
   ___ 成人型顆粒膜細胞腫
   ___ 若年型顆粒膜細胞腫
   ___ 莢膜細胞腫―線維腫群腫瘍
   ___ 混合型および分類不能型性索間質性腫瘍（存在する組織型とその占拠率（%）を明記）：_____
   ___ 胚細胞および性索間質成分両者を持つ腫瘍

   ___ 性腺芽腫：_____

断端
精索断端
   ___ 評価困難
   ___ 断端陰性
   ___ 断端陽性

その他の断端（評価可能の時のみ）
   ___ 評価困難
   ___ 断端陰性（断端部位を明記）：_____
   ___ 断端陽性（断端部位を明記）：_____

脈管侵襲（LVI：リンパ管および静脈を含む）
   ___ なし
   ___ あり
   ___ 評価困難

精巣網浸潤
   ___ なし
   ___ あり
   ___ 評価困難

白膜浸潤
　　___ なし
　　___ あり
　　___ 評価困難

精巣上体浸潤
　　___ なし
　　___ あり
　　___ 評価困難

精索浸潤
　　___ なし
　　___ あり
　　___ 評価困難

領域リンパ節
　　___ 郭清リンパ節なしもしくは同定困難
　　___ 郭清リンパ節あり（部位および数を明記）
転移リンパ節数：___

リンパ節転移巣の最大径および部位：___ cm，部位：

リンパ節転移巣の構成組織型およびその割合：_____

pN 分類

後腹膜郭清リンパ節

採取部位
　　_____

リンパ節郭清前の治療
　　___ 化学療法
　　___ 放射線療法
　　___ 術前治療なし
　　___ 不明

郭清リンパ節数
　　___ 個
　　___ 同定困難

生存能（viability）を有する残存腫瘍
　　___　セミノーマ
　　___　合胞性栄養膜細胞を伴うセミノーマ
　　___　胎児性癌
　　___　卵黄嚢腫瘍，思春期後型
　　___　絨毛癌
　　___　混合型胚細胞腫瘍（構成成分の比率（％）を記載）_____
　　___　胎盤部トロホブラスト腫瘍
　　___　類上皮性トロホブラスト腫瘍
　　___　囊胞状トロホブラスト腫瘍
　　___　奇形腫，思春期後型
　　___　体細胞型悪性腫瘍を伴う奇形腫（構成成分を記載）：_____
　　___　精母細胞性腫瘍
　　___　肉腫を伴う精母細胞性腫瘍
　　___　高分化神経内分泌腫瘍（単胚葉性奇形腫）
　　___　その他の腫瘍（組織型を明記）：_____

領域リンパ節

　　___　郭清リンパ節なしもしくは同定困難
　　___　郭清リンパ節あり（部位および数を明記）
転移リンパ節数：_____

リンパ節転移巣の最大径および部位：___ cm，部位：

リンパ節転移巣の構成組織型およびその割合：_____

pN 分類
　　_____

2）報告書の実例
(1) 精巣摘除術症例
【症例 1】
検体：右精巣，腫瘍径：2.5×2×1.5 cm，単発，出血なし
組織型：セミノーマ，GCNIS（+），pT1，LVI（-）
精巣網浸潤なし，白膜浸潤なし，精巣上体浸潤なし
精索：腫瘍なし

【症例 2】
検体：左精巣，腫瘍径：4×3.6×2 cm

多発，娘結節（2個）：0.8×0.5×0.4 cm，0.4×0.4×0.2 cm，出血・腫瘍壊死あり
組織型：混合型胚細胞腫瘍，胎児性癌（50%）+ 絨毛癌（20%）+ 奇形腫，思春期後型（20%）+ セミノーマ（10%），GCNIS（+），pT2（3），LVI（+）
精巣網浸潤あり（絨毛癌），白膜浸潤あり（胎児性癌），精巣上体浸潤なし
精索：転移腫瘍あり（pM1：絨毛癌），断端陽性（絨毛癌）

（2）化学療法後の後腹膜郭清リンパ節（組織学的治療効果判定基準の項を参照）
【症例 1】
化学療法前診断：非セミノーマ
傍大静脈リンパ節（1/2），カテゴリー C-1，奇形腫（20%）+ 胎児性癌（10%）+ 卵黄嚢腫瘍（10%）+ 線維化（60%）
大動静脈間リンパ節（2/2），カテゴリー B，奇形腫（30%）+ 線維化（70%）
大動脈前リンパ節（1/2），カテゴリー C-2，胎児性癌（10%）+ セミノーマ（5%）+ 卵黄嚢腫瘍（5%）+ 線維化（80%）
傍大動脈リンパ節（2/3），カテゴリー D-1，胎児性癌（15%）+ PNET（5%）+ 線維化（80%）
右腸骨リンパ節（0/5），カテゴリー A
左腸骨リンパ節（1/3），カテゴリー B，奇形腫（10%）+ 線維化（90%）
郭清リンパ節総数：17個
陽性リンパ節数：7個
転移巣最大径：5.4 cm
部位：傍大静脈リンパ節
節外進展：あり，ypN3

8 病理組織写真

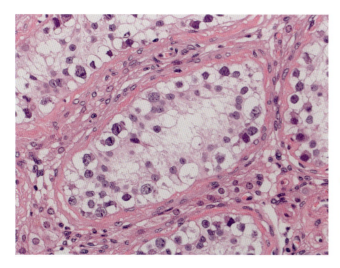

図1 Germ cell neoplasia in situ（GCNIS）
精細管の基底膜上にセミノーマ細胞に類似した異型細胞が認められる。

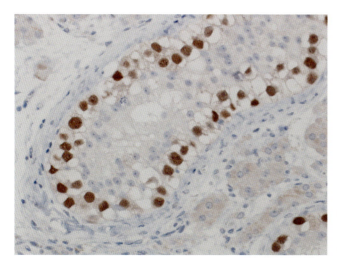

図2 Germ cell neoplasia in situ（GCNIS）
GCNIS の核は OCT4 陽性を示す。

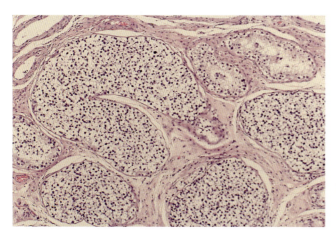

図3 精細管内セミノーマ
セミノーマ細胞が精細管内を充填している。

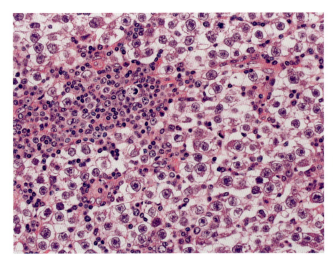

図4 セミノーマ
明るい細胞質と明瞭な核小体を有するよくそろった円形核からなる腫瘍細胞が，シート状増殖を示す。間質にはリンパ球浸潤が認められる。

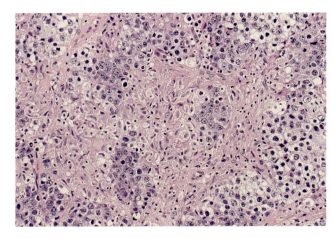

図5 セミノーマ
組織球浸潤が高度で，肉芽腫を形成することもある。

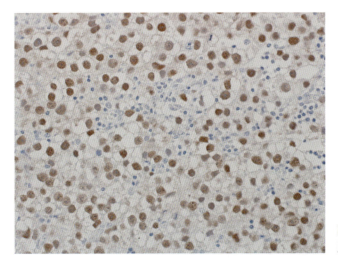

図6 セミノーマ
腫瘍細胞の核はOCT4陽性を示す。

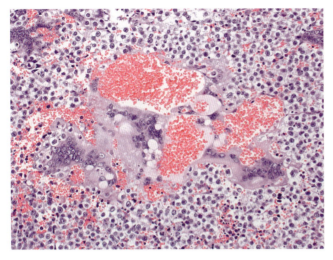

図7 合胞性栄養膜細胞を伴うセミノーマ
セミノーマの組織中に多核の合胞性栄養膜細胞が認められ，同部には出血を伴っている。

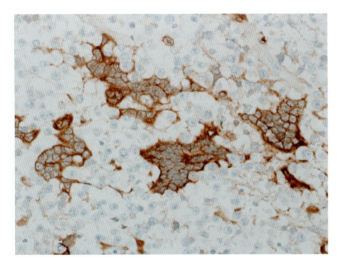

図8 合胞性栄養膜細胞を伴うセミノーマ
合胞性栄養膜細胞は β-hCG 陽性を示す。

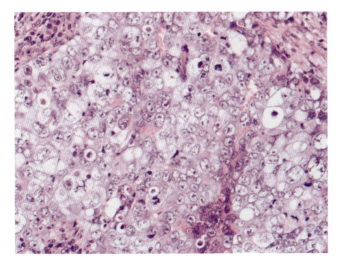

図9 胎児性癌（充実性パターン）
セミノーマと比べてより核異型が強く，核間距離は不均一で，重なり合いもみられる。

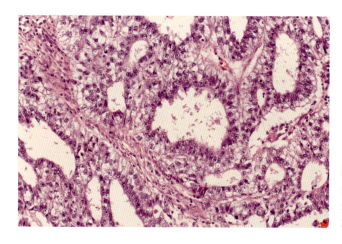

図10 胎児性癌(管状パターン)
未熟な上皮性細胞からなる管状構造で,奇形腫といえるほどの分化を示さない。

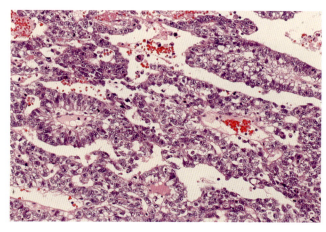

図11 胎児性癌(乳頭状パターン)
未熟な円柱状ないし立方状細胞が乳頭状構造を示して増殖している。

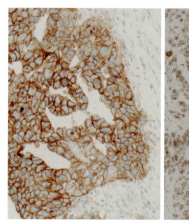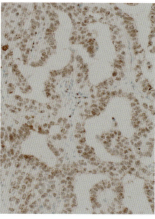

図12 胎児性癌
腫瘍細胞の細胞膜はCD30陽性(左),核はSOX2陽性(右)を示す。

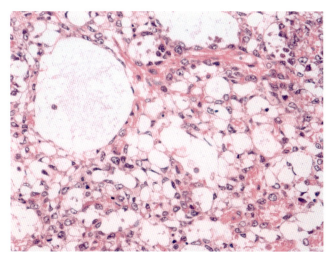

図13 卵黄嚢腫瘍，思春期後型（網状パターン）
扁平化した腫瘍細胞が網目状の微小腔を形成する。

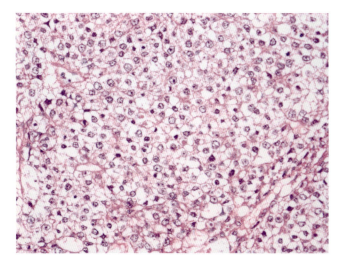

図14 卵黄嚢腫瘍，思春期後型（充実性パターン）
セミノーマとの鑑別が問題となることがある。

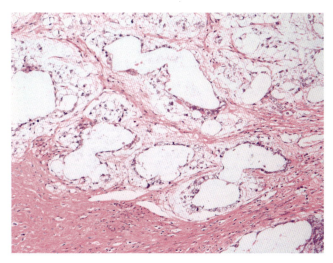

図15 卵黄嚢腫瘍，思春期後型（Polyvesicular vitelline pattern）
Polyvesicular vitelline pattern と呼ばれるくびれた管腔構造が認められる。

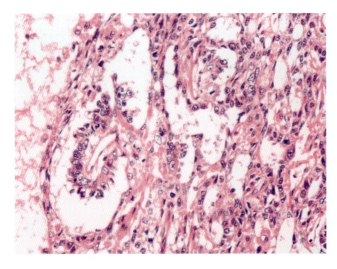

図16 卵黄嚢腫瘍，思春期後型
（Schiller-Duval body）
Schiller-Duval body と呼ばれる特徴的な乳頭状構造が認められる。

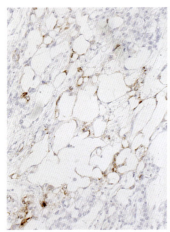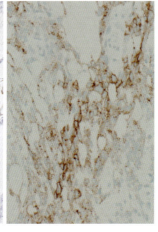

図17 卵黄嚢腫瘍，思春期後型
腫細胞は AFP 陽性（左），glypican 3 陽性（右）を示す。

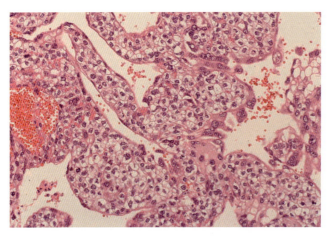

図18 絨毛癌
合胞性栄養膜細胞と細胞性栄養膜細胞が二相性構造を示して増殖する。

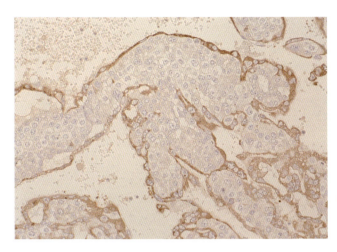

図19　絨毛癌
合胞性栄養膜細胞成分は β-hCG 陽性を示す。

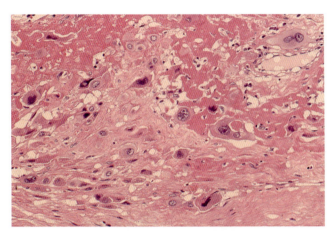

図20　胎盤部トロホブラスト腫瘍
中間型栄養膜細胞に類似した大型細胞の増殖からなる。

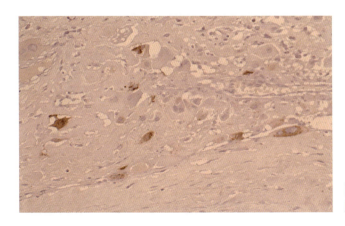

図21　胎盤部トロホブラスト腫瘍
腫瘍細胞は hPL 陽性を示す。

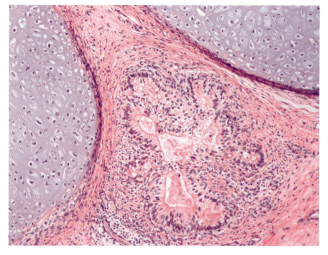

図22　奇形腫，思春期後型
中胚葉性の軟骨組織と内胚葉性の円柱上皮組織が認められる。

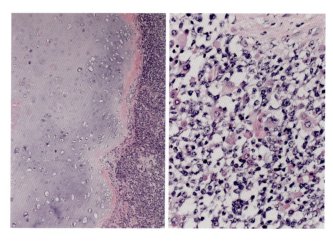

図23　体細胞型悪性腫瘍を伴う奇形腫
奇形腫の軟骨組織に接して未分化な細胞の密な増殖が認められる（左）。
未分化な部分は横紋筋肉腫と診断される（右）。

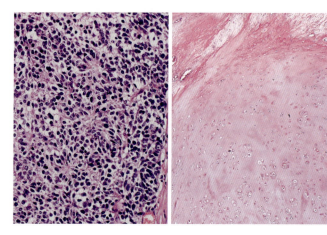

図24　体細胞型悪性腫瘍を伴う奇形腫
PNET（左）の像が優勢で，部分的に奇形腫成分の軟骨組織（右）が認められることから，奇形腫由来のPNETと考えられる。

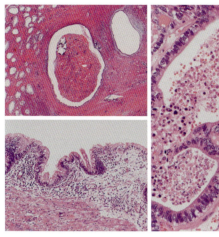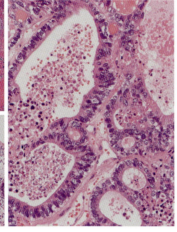

図25 体細胞型悪性腫瘍を伴う奇形腫
同一腫瘍内に，奇形腫（左上下）と腺癌（右）の像が認められる。

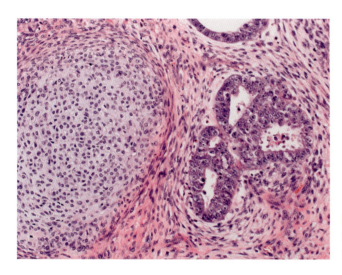

図26 混合型胚細胞腫瘍
奇形腫（左方）と胎児性癌（右方）からなる混合型胚細胞腫瘍。

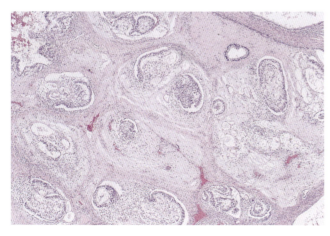

図27 混合型胚細胞腫瘍（多胎芽腫）
Embryoid bodyとその変形した構造が集簇性に多数認められる。

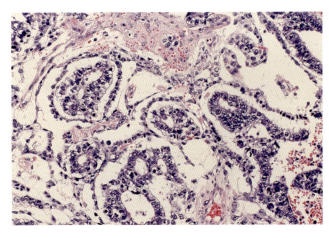

図28 混合型胚細胞腫瘍（びまん性胎芽腫）
円柱状細胞と立方状細胞が緊密に配列し，ネックレス様のパターンを示す。

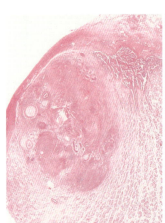
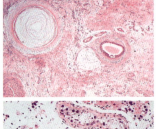
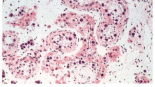

図29 退縮性胚細胞腫瘍
後腹膜に巨大な混合型胚細胞腫瘍の転移がみられた症例で，精巣内には小型の瘢痕組織があり（左ルーペ像），この中にわずかに奇形腫が認められるのみであった（右上）。周囲の精細管にはGCNISが認められる（右下）。

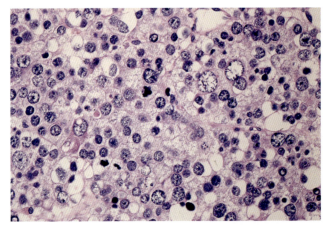

図30 精母細胞性腫瘍
旧分類では精母細胞性セミノーマと呼ばれていたもので，大中小の3種類の細胞からなり，大型や中型のものでは精母細胞に類似した糸くず状のクロマチンパターンを示す。

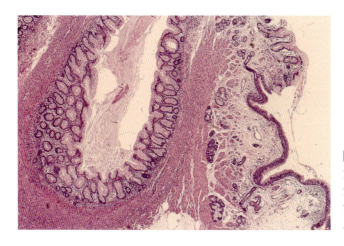

図31　奇形腫，思春期前型
大腸への分化を示す組織（左方）と気管支への分化を示す組織（右方）が認められる。いずれにも平滑筋の層も認められる。

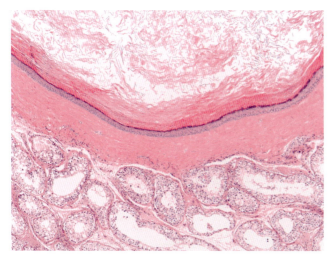

図32　奇形腫，思春期前型（類表皮嚢腫）
精巣実質内に角化重層扁平上皮で裏打ちされた嚢胞が認められる。

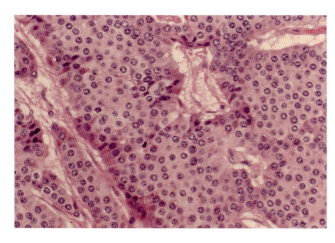

図33　奇形腫，思春期前型（高分化神経内分泌腫瘍）
旧分類ではカルチノイド腫瘍と呼ばれていたもので，形態上は他の臓器の高分化神経内分泌腫瘍と変わらない。

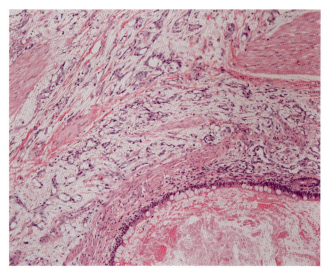

図34 奇形腫・卵黄囊腫瘍混合型, 思春期前型
卵黄囊腫瘍と奇形腫（右下方）の像が混在している。

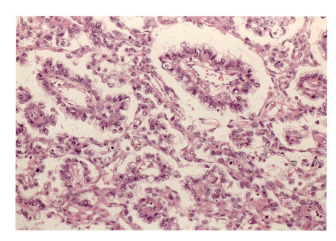

図35 卵黄囊腫瘍, 思春期前型
Schiller-Duval body を示す。

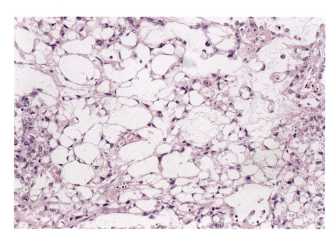

図36 卵黄囊腫瘍, 思春期前型
網状パターンを示す。

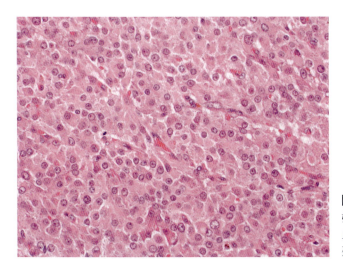

図37 ライディッヒ細胞腫
好酸性細胞質を有する腫瘍細胞が，血管性間質を伴ってびまん性に増殖する。

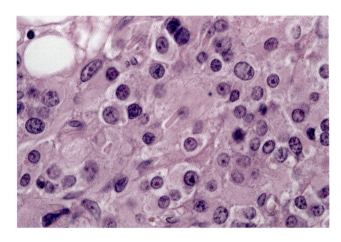

図38 ライディッヒ細胞腫
腫瘍細胞の細胞質内には棍棒状構造のReinke's crystalが認められることがある。

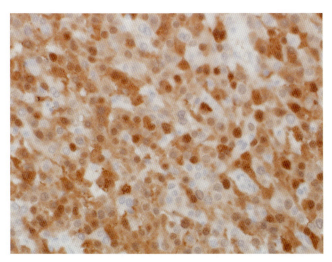

図39 ライディッヒ細胞腫
細胞質と核はcalretinin陽性を示す。

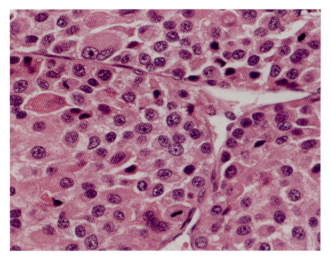

図40 悪性ライディッヒ細胞腫
核異型と核分裂像が目立つ。

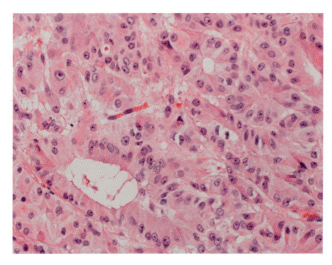

図41 セルトリ細胞腫
円柱状ないし立方状の上皮様細胞が索状配列や腺腔構造を示して増殖する。

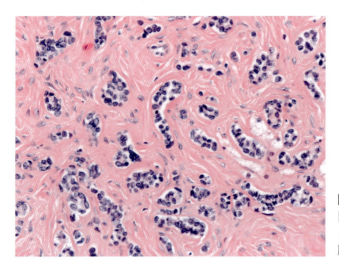

図42 セルトリ細胞腫
間質に強い線維化を伴うことがある。旧分類では硬化性セルトリ細胞腫と呼ばれていた。

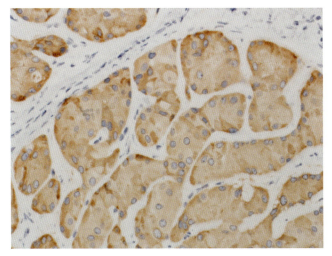

図43 セルトリ細胞腫
腫瘍細胞は inhibin-α 陽性を示す。

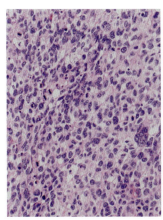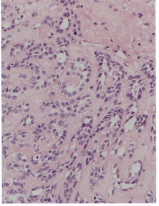

図44 悪性セルトリ細胞腫
高度の核異型と多数の核分裂像のみられる腫瘍で，部分的に明瞭な腺管構造がみられることから，悪性セルトリ細胞腫と判断される。

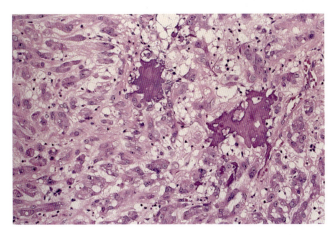

図45 大細胞性石灰化セルトリ細胞腫
大型の腫瘍細胞からなり，間質に石灰化を伴う。

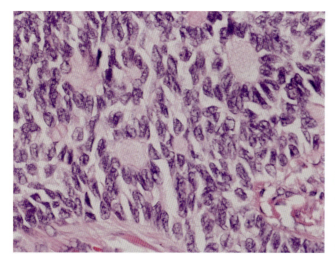

図46 成人型顆粒膜細胞腫
小型腫瘍細胞が小濾胞パターン（Call-Exner小体）を示して増殖しており，腫瘍細胞には核溝が認められる。

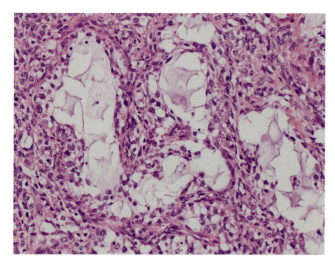

図47 若年型顆粒膜細胞腫
小囊胞状パターンを示して増殖する。

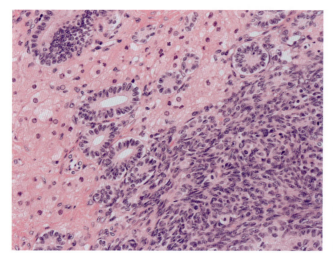

図48 混合型性索間質性腫瘍
セルトリ細胞腫とライディッヒ細胞腫(左方)の両成分が認められる。

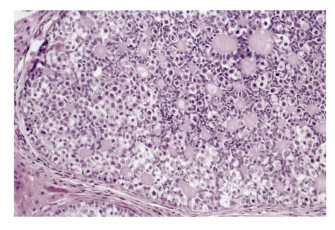

図49 性腺芽腫
セルトリ細胞とGCNISに類似した細胞が混在して増殖しており，胞巣周辺にはライディッヒ細胞も認められる。

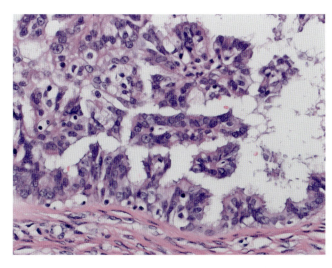

図50 卵巣上皮型腫瘍
卵巣にみられる境界悪性漿液性腫瘍と相同の像を示す。

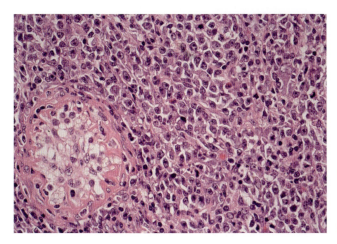

図51 悪性リンパ腫（びまん性大細胞型B細胞性リンパ腫）
異型大型リンパ球が精細管を取り囲むようにびまん性に浸潤する。

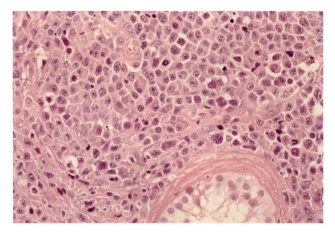

図52 形質細胞腫
精細管周囲に異型な形質細胞のびまん性増殖が認められる。

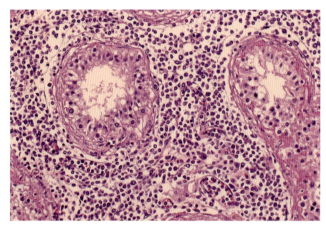

図53 骨髄肉腫
白血病細胞が精巣間質中にびまん性に浸潤増殖している。

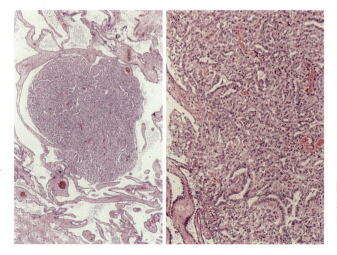

図54 精巣網腺腫
精巣網組織中の腫瘤（左）で，異型の乏しい立方状上皮細胞の増殖からなる。

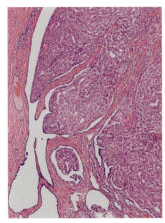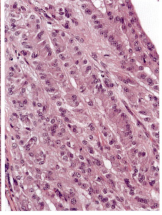

図 55　精巣網腺腫（セルトリ細胞様囊胞腺腫）
精巣網組織中にセルトリ細胞腫に類似した腫瘍が認められる。

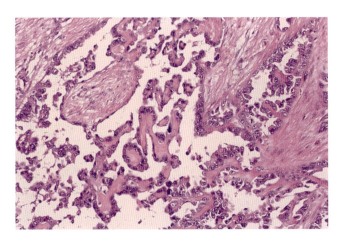

図 56　精巣網腺癌
異型立方状上皮細胞が乳頭状に増殖している。

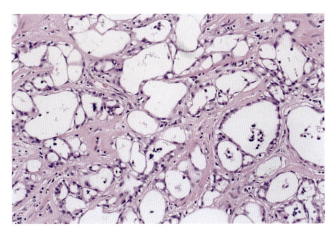

図 57　腺腫様腫瘍
扁平な内皮細胞様の腫瘍細胞が大小の腺腔を形成しながら増殖する。

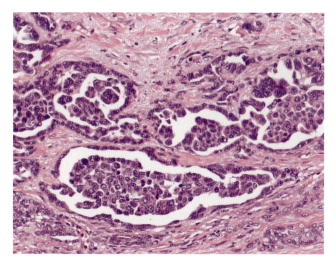

図58 中皮腫
精巣鞘膜腔に上皮様中皮細胞が管状乳頭状パターンを示して増殖する。

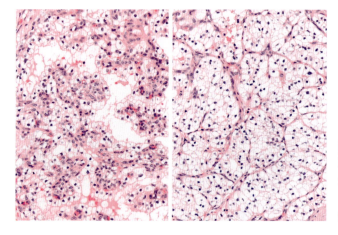

図59 精巣上体乳頭状嚢胞腺腫
明るい細胞質を有する立方状細胞が管状乳頭状（左）ないし胞巣（右）を形成して増殖するもので、腎細胞癌に類似する。

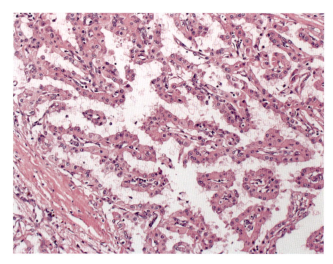

図60 精巣上体腺癌
異型円柱上皮細胞が乳頭状に増殖している。

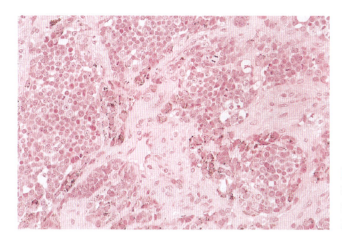

図61　黒色神経外胚葉性腫瘍
芽球様の小円形細胞とメラニン色素を含むやや大型の細胞からなる胞巣が認められる。

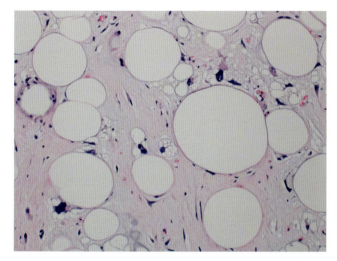

図62　脂肪肉腫（高分化脂肪肉腫）
精索中に脂肪芽細胞が粘液腫状基質を伴って増生している。

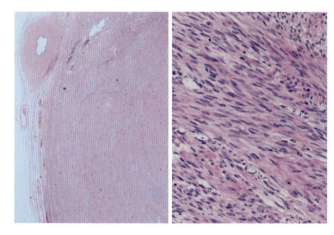

図63　平滑筋腫
精管に接する精索の充実性腫瘍で（左），よく分化した平滑筋細胞の束状増殖からなる（右）。

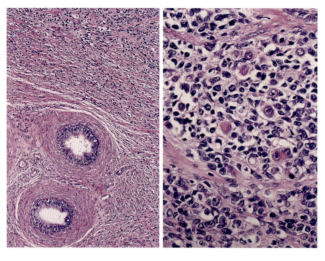

図64　横紋筋肉腫
精巣上体に浸潤する胎児型横紋筋肉腫（左弱拡大，右強拡大）。

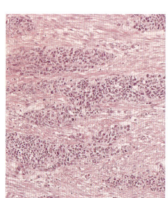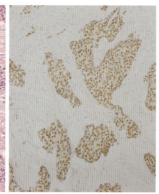

図65　線維形成性小円形細胞腫瘍
線維性間質を背景に，円形核を持つ腫瘍細胞の胞巣状増殖が認められる（左）。腫瘍細胞の核はWT-1（C末端）陽性を示す（右）。

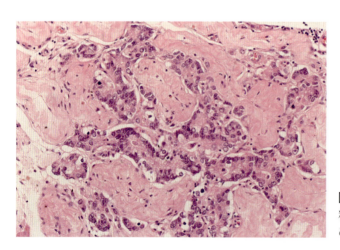

図66　転移性腫瘍
精巣間質中に前立腺癌の転移が認められる。

第3部
治療効果判定基準

■ 改訂された主な事項

1. 測定評価可能病変での腫瘍縮小効果判定は，RECIST guideline v1.1 に準拠して行うこととした。これに伴い，精巣腫瘍で重視される腫瘍マーカーの取扱いについて明記した。
2. 残存病巣の摘出標本の病理所見による効果判定として，新たに pCRn，pCRt，pCRc を定義した。
3. 組織学的治療効果判定基準を大幅に改定した。
4. QOL 評価法として従来の FACT に加え，日本語を含む多くの言語に翻訳され，信頼性，妥当性が確認されている EORTC QLQ-C30 と精巣腫瘍特異的な QOL 質問票 EORTC QLQ-TC26 について記載した。後2者については添付資料として日本語版を掲載した(EORTC QLQ の使用にあたっては EORTC から許可を得るため，ホームページ(http://groups.eortc.be/qol/)から申請して日本語の原版を入手する必要がある)。
5. 最近の知見を取り入れ Follow-up 基準を改定した。

A 治療効果の判定

1 治療効果判定法

　固形腫瘍の効果判定にはRECIST guideline v1.1（New Response Evaluation Criteria in Solid Tumors）による判定が標準的となっている。本取扱い規約でも，測定評価可能病変での腫瘍縮小効果判定は，RECIST guideline v1.1 に準拠する[1]。本項はJCOGによる日本語訳に基づき作成した[2]。精巣腫瘍治療における腫瘍マーカーの意義は大きい。腫瘍マーカーはRECISTでは測定可能病変に分類され，非標的病変の中の1つとして評価されるが，効果判定の表記に関して腫瘍マーカーの推移がわかるように定義した。また，RECIST guideline v1.1 の本文中，2. Purpose of this guideline にあるように，本治療効果判定法の結果により実際の治療法の継続，中断，変更を決定すべきものではなく，あくまでも個々の患者の症状，身体所見など総合的に判断した上で，治療法を決定すべきものである。

　効果判定は，＜治療前＞＜治療中＞＜治療後＞の評価からなる。本項では，この順に記載した。また，効果判定に関係するRECIST guideline v1.1中の事項を＜治療効果判定，臨床試験に関する事項＞として，記載した。

【文献】
1) E. A. Eisenhauer, P. Therasse, J. Bogaerts, et al：New response evaluation criteria in solid tumours：Revised RECIST guideline (version 1.1). Eur J Cancer 45：228-247, 2009
2) 固形がんの治療効果判定のための新ガイドライン（RECIST ガイドライン）―改訂版 version 1.1―日本語訳 JCOG版　ver.1.0 2010年6月14日

＜治療前＞

2 ベースライン（治療前）での評価

　ベースライン（治療前）での評価は，測定可能病変と測定不能病変に定義に基づき，測定可能病変から標的病変を選択し，病変を標的病変と非標的病変に分類し，記載する。

a 測定可能病変と測定不能病変の定義
　治療開始前に，各病巣について，測定可能かどうかについて判定することが必要になる。この判定は，治療開始前4週間以内，なるべく開始に近い時点で行わなければならない。

1) 測定可能病変の定義
　　a) CTで評価した場合
　　　5 mm以下のスライス厚[注1)]で撮影したCTにおいて，長径が10 mm以上の病変。

ただし，リンパ節病変では短径が15 mm 以上の病変。特定の状況（例：体幹部撮影など）においては MRI も許容される。

  注1) 5 mm 以上のスライス厚で評価した場合には，スライス厚の2倍以上の病変を測定可能病変とする。

  b) 胸部X線撮影で評価した場合[注2]
    最大径が20 mm 以上で，全周を肺野で囲まれている場合。

  注2) CT での評価が推奨される。

  c) 体表で観察可能な場合
    キャリパー（ノギス）による測定が可能な最大径10 mm 以上の病変で，測定とともにカラー撮影の可能な病変であることが望ましい。ただし，同じ病変を画像診断で評価した場合には，画像診断での判定を優先する。

2) 測定不能病変の定義
測定可能病変以外のすべての病変である。
  a) CTによる評価で，長径が10 mm 未満（リンパ節では短径が10 mm 以上15 mm 未満，10 mm 未満は病変として取り扱わない）の病変
  b) 真に測定不能であるもの
    髄膜病変，腹水，胸水，心膜液・皮膚/肺リンパ管症，画像による確認はできないが触知可能な腹部腫瘤や腹部臓器腫大，骨病変（測定可能な軟部組織成分を有する溶骨性病変を除く），嚢胞性病変（単純嚢胞除く），放射線治療等の局所治療の既往のある病変

3) 測定可能病変，測定不能病変についての追記事項
  a) 骨病変に関して
    骨シンチグラフィ，PET，骨単純撮影は効果判定には適さない検査であるが，病変の有無の判定には使用できる。溶骨性の変化を示す場合には，同部位に軟部組織の存在があり，かつ，その組織が長径10 mm 以上ある場合には測定可能病変とすることができる。
  b) 嚢胞状病変に関して
    単純嚢胞は腫瘍性病変とみなすべきではない。嚢胞性転移によると思われる「嚢胞性病変」が測定可能の定義を満たす場合は測定可能病変とすることができる。同一患者で他に嚢胞状でない病変が存在する場合には，非嚢胞状病変を標的病変とすることが望ましい。
  c) 前治療のある病変
    放射線治療の照射野内にあった病変や，局所療法により治療された病変は，病変が増悪を示さない限り，通常，測定可能病変としない。

d）腫瘍マーカーに関して
　　　腫瘍マーカーは測定可能病変であるが標的病変としないため，効果判定は非標的病変の効果判定に基づく。腫瘍マーカーは精巣腫瘍の治療効果判定において極めて重要であるため，後述する総合効果判定では腫瘍マーカーの推移がわかるよう定義した（PRm-など）。

4）病変の測定法について
　現在のところ，病変部の測定で最も優れている測定法はCTである。超音波検査は再現性に問題があり，使用されるべきではない。

ⓑ 標的病変の設定
　1つ以上の測定可能病変が存在する場合には，最大5個まで（1臓器2個まで）を転移を有する臓器を代表させる形で選択し，その大きさを測定の上，記録する。したがって，1臓器転移であれば標的病変は2個，2臓器転移であれば4個となる。病変の選択では，大きいものから転移臓器を網羅するように行うが，治療の経過中に繰り返し測定可能な病変であるべきである。
　標的病変を選択したら，その径（長径，リンパ節では短径）の和をベースラインとして記録する。非標的病変の存在は記録するが，測定は必要ない。効果判定にあたって，これらの非標的病変は，その存在，消失，明らかな進行について判定することになる。
　また同一臓器内の複数の非標的病変を1病変として取り扱ってもよい（例：骨盤内リンパ節の系統的腫脹，多発性肝転移）。

＜治療中＞

3 効果判定とその方法

　治療中では標的病変，非標的病変の両方の評価により効果判定を行う。

ⓐ 標的病変の評価
　標的病変の効果判定は以下のとおり。なお，径の和の「縮小率」の計算の分母はベースラインでの径の和であるが，「増大率」の分母は，治療の経過中の最小の径の和であることに注意が必要である。
　①CR（Complete response）完全奏効：標的病変すべてが消失した場合。リンパ節の標的病変は，すべて短径10 mm未満となった場合[注3]。
　②PR（Partial response）部分奏効：標的病変の径の和[注4]が，ベースラインの標的病変の径の和に比し，30％以上小さくなった場合。
　③PD（Progressive disease）進行：標的病変の径の和が，それまでの最も小さい径の和に比して20％以上，かつ絶対値として5 mm以上大きくなった場合。
　④SD（Stable disease）安定：PRに該当する腫瘍縮小やPDに該当する腫瘍増大を認めない場合。

$$縮小率(\%) = \left(1 - \frac{治療後の「腫瘍病変の長径の和＋悪性リンパ節の短径の和」}{ベースラインの「腫瘍病変の長径の和＋悪性リンパ節の短径の和」}\right) \times 100$$

$$増大率(\%) = \left(\frac{治療後の「腫瘍病変の長径の和＋悪性リンパ節の短径の和」}{最小の「腫瘍病変の長径の和＋悪性リンパ節の短径の和」} - 1\right) \times 100$$

注3) リンパ節が標的病変の場合には，その径の総和は，効果判定がCRであっても0にはならない．また，標的病変が計測困難な程度まで縮小した場合，5 mm以下に縮小しても，実測が可能な場合には，その実測値を記録する．ほとんど消失していると考えられる場合には0 mmとし，縮小効果が著明であるが，消失はしておらず，また，実測しがたい場合には，既定値の5 mmとして記録する．

注4) 病変の分離，融合について1つの病変が分離した場合には，その分離した病変の長径を合算する．また，病変が融合したか，そのように見える場合には，それまで用いていた測定の軸は変えずに長径を測定し，これを合算する．真に融合し，その後も分離しないと考えられる際には「融合病変」として，その長径を記録する．

❺ 非標的病変の効果判定

非標的病変の効果判定は以下の通りである．

①CR（Complete response）完全奏効：リンパ節以外の非標的病変がすべて消失し，リンパ節の非標的病変がすべて短径10 mm未満となり，腫瘍マーカーがすべて正常化した場合．

②Non-CR/Non-PD（非CR/非PD）：1つ以上の非標的病変が消失しないか，腫瘍マーカーのいずれかが正常上限を超える場合．

③PD（Progressive disease）進行：非標的病変が明らかな進行（Unequivocal progression）注5) を示した場合（再発を含む）．腫瘍マーカーのいずれかが1週間以上の間隔を開けた測定で，連続3回上昇を認めた場合．

注5) 標的病変と非標的病変を有する患者の「明らかな進行」とは，標的病変がPRやSDであっても，治療を中止したほうがよい程に非標的病変の腫瘍量増大がみられる場合である．したがって，非標的病変のみが多少増大しても「明らかな進行」とするには不十分であるし，標的病変がPRやSDのままで，非標的病変が「明らかな進行」を示すのは，極めてまれである．

標的病変がなく，非標的病変のみの症例の場合には，もともと定量的に評価するのは困難な場合が多いため，定義することは困難であるが，腫瘍体積が73％以上増大した場合（径の20％の増大に相当する），胸水であれば痕跡程度（ごく少量）のものが，大幅に増加した場合，局所的なリンパ管症が広汎に進展した場合など，治療法を変更するのに妥当性を認める場合と考える．非標的病変の「明らかな進行」がみられた場合には，総合評価としてPDと判定される．

◉ 新病変出現の判定

新病変が出現すればPDとなるために，標的病変がCRやPRの際には，特に新病変の判定は重要である．新病変の判定に際しては，それが測定法によるものではないこと，腫瘍以外が原因の病変ではないことを確実にすることが大切であり，たとえば肝病変の壊死に伴って囊胞状の病変が出現したとされても，これは新病変とはみなさない．

また，ベースラインで画像評価をしていなかった部位に病変が出現した場合には，新病変と判断する．たとえば，ベースラインで脳CTやMRIを行っておらず，治療経過中に行って，はじめて脳転移を認めた場合には，新病変と判定する．

これまでになかった病変が検出され，新病変か否かが判定しがたいため，治療を継続しつつ，再度，画像評価を行い，新病変であることが後に確定された場合には，最初に検出した日をもって，新病変出現とする．

4 時点効果 Time point response の判定

総合効果は，「標的病変の効果」と「非標的病変の効果」に「新病変の有無」を加えた3つの要素の組み合わせにより，判定する．測定可能病変を持つ場合には，標的病変を有することになるので，表1に従って判定する．測定可能病変がない場合には，標的病変がないことになるために，表2を使用することになる．

前述したように，精巣腫瘍の治療効果判定において腫瘍マーカーの推移は非常に重要な役割をもつため，総合効果においてCR以外（PR, SD, non-CR/non-PD, PD, NE）においては効果判定のあとに「m−：すべての腫瘍マーカーが陰性化した場合，m＋：腫瘍マーカーのいずれかが正常上限を超える場合」を付記することとした．

表1 標的病変（±非標的病変）を有する患者における総合効果

標的病変	非標的病変	新病変	総合効果
CR	CR	なし	CR
CR	non-CR/non-PD	なし	PR [注6]
CR	評価なし	なし	PR [注6]
PR	non-PD or 評価の欠損あり	なし	PR [注6]
SD	non-PD or 評価の欠損あり	なし	SD [注6]
評価の欠損あり	non-PD	なし	NE [注6,7]
PD	問わない	あり or なし	PD [注6]
問わない	PD	あり or なし	PD [注6]
問わない	問わない	あり	PD [注6]

CR：完全奏功，PR：部分奏功，SD：安定，PD：進行，NE：評価不能

表2 非標的病変のみを有する患者における総合効果

非標的病変	新病変	総合効果
CR	なし	CR
non-CR/non-PD	なし	non-CR/non-PD [注6,8]
評価なしがある	なし	NE [注6,7]
明らかな増悪	あり or なし	PD [注6]
問わない	あり	PD [注6]

CR：完全奏功，PD：進行，NE：評価不能

注6) 非標的病変のうち腫瘍マーカーがCRを示したものについて効果判定のうしろにm-を付記する（例：PRm-）。また非標的病変のうち，腫瘍マーカーがnon-CR/non-PDの場合，効果判定のうしろにm+を付記する（例：PRm+）。たとえばGrowing teratoma syndromeのような場合は，PDm-のように表記する。

注7) 抗腫瘍効果の評価を行えなかった場合，その時点での効果判定はNE（評価不能）となる。一部の病変のみ評価した場合にもNE（評価不能）となるが，一部の病変の評価でも明らかに評価可能と判断できる場合には，判定してもよい（例：3つの非リンパ節標的病変を有し，その径の総和が50 mmの症例で，治療の経過後，2つの病変のみの評価で，その長径の和がすでに80 mmとなっていればPDと判定してよい）。

注8) いくつかの試験では有効性評価のエンドポイントとしてSDの使用が増えており，測定可能病変がない場合にこのカテゴリーを適用することは推奨されないため，非標的疾患に関してはSDよりもnon-CR/non-PDの方が望ましい。

　残存腫瘍すべてに対して完全に切除術が施行でき，術後の腫瘍マーカーもすべて基準値以下が確認された場合，病理学的な効果判定を行う。不完全な切除に終わった場合，病理学的な効果判定は行わない。病理学的な効果判定にあたっては効果判定の前にpを付記し，pCR（complete response）とし，組織型に関しては効果判定の後にそれぞれの組織型を付記する。なお切除術により複数の組織型が認められた場合には最も悪性度の高い組織型（cancer＞teratom＞necrosis）のみ記載することとする（第3部 B 組織学的治療効果判定基準の項を参照）。

①pCRn：切除組織中には壊死組織または繊維化した組織のみが認められる場合。
②pCRt：切除組織中にteratomaの成分を認める。mature teratomaもしくはimmatureは問わない。teratoma with somatic-type malignancyは下のpCRcに含める。
③pCRc：切除組織中にviableな悪性組織（胚細胞性あるいは体細胞性）を認める。

　FDG-PETの有用性に関しては，特にseminomaの治療効果判定には有用であることが報告されている。ただし本邦では，精巣腫瘍の治療に際してルーチンで施行されているとはいえない（第1部 B. 臨床所見記載法 4. 画像診断 b. 転移の評価法の項を参照）。
　Bone Scan Indexを用いた骨病変の評価も最近では一部の施設において行われつつあるが，いまだ一般的とまではいえず，また精巣腫瘍に関してはその妥当性についての充分な検証がなされているとはいえないため，本取扱い規約においては取り扱わないこととした。

<治療後>

5 最良総合効果判定

患者のすべてのデータが既知となったら，最良総合効果を判定する．

ⓐ CR や PR の確定が必要ではない試験における最良総合効果の判定

こうした試験における最良総合効果は，全時点を通しての最良の効果と定義される．最良総合効果判定は，CR＞PR＞SD＞PD＞NE の順に良好と判断し，記載する．ただし，最初の効果判定が SD であり，2 回目判定で PD の場合には，各プロトコールで定めた最小継続期間（SD 確定までの期間）を満たしていない場合には PD となる．同様の患者が，2 回目の判定が行えず，中止になった場合には NE となる．

ⓑ CR や PR の確定が必要とされる試験における最良総合効果の判定

CR や PR は，各々のプロトコールで規定された期間（概ね 4 週間以上）その効果を維持できた場合に CR，PR の判定となる．その場合には表 1 により判定する．

表1 CR と PR の確定が必要とされる場合の最良総合効果

1回目の総合効果	2回目の総合効果	最良総合効果
CR	CR	CR
CR	PR	SD, PD or PR[注9]
CR	SD	SD or PD[注10]
CR	PD	SD or PD[注10]
CR	NE	SD or NE[注11]
PR	CR	PR
PR	PR	PR
PR	SD	SD
PR	PD	SD or PD[注10]
PR	NE	SD or PE[注11]
NE	NE	NE

CR：完全奏効，PR：部分奏効，SD：安定，PD：進行，NE：評価不能

注9) ベースラインと比べて PR となっていても，1 回目の最良総合効果で真に CR であった場合は，2 回目の総合効果では PD と判定されるはずである．その場合の最良総合効果は，SD 確定のための期間を経過していれば SD，そうでなければ PD となる．ただし，1 回目の総合効果で CR と判定されたものの，2 回目の総合効果の評価の際にごく小さな病変の残存の可能性が示唆される場合がある．このような場合，1 回目の最良総合効果が実は CR ではなく PR であったと後から判明するが，その際は 1 回目の最良総合効果を PR に修正して，最良効果を PR とする．
注10) 1 回目の最良総合効果の時点で，SD 確定のための期間を経過していれば SD，そうでなければ PD となる．
注11) 1 回目の最良総合効果の時点で，SD 確定のための期間を経過していれば SD，そうでなければ NE となる．

<治療効果判定に関する事項>

6 効果判定の頻度

　精巣腫瘍の抗癌化学療法中の画像診断に関しては，原則として6週を目安に行う。標準化学療法がBEP療法であるため，腫瘍マーカーが順調に下降している時などは6週（2コース）を目安に画像診断を施行する。手術治療においては，前後で画像診断を行い，完全に切除できたか否かを判定する。救済化学療法においては，腫瘍マーカーの推移も参考にしながら適宜画像診断を施行する。

　腫瘍マーカーの測定間隔に関しては，保険適用の問題もあり規定するのが難しいが，少なくとも化学療法中は2週間に1度の間隔で測定すべきである。腫瘍マーカーの推移が微妙で，救済化学療法など治療方針の決定に悩む際は，1週間に1度の測定も考慮してよい。

　効果判定に際して，標的病変と非標的病変の両方について，その治療効果を判定すべきであるが，特殊な例，たとえば骨転移（非標的病変）の骨シンチグラフィによる評価は，標的病変がCRになるか，明らかに骨転移の進行が疑われる際に行うなど，標的病変の評価のみを定期的に行うこともありうる。

7 確定のための測定/奏効期間

a 確定

　腫瘍縮小効果がprimary endpointである非ランダム化試験においては，判定された効果が測定誤差による結果ではないことを保証するために，PRおよびCRの確定が必要である。このようにすることで，従来，効果の確定が必要とされていたヒストリカルコントロールとの比較において，結果を適切に解釈できる。

　しかし，それ以外のすべての状況，すなわちランダム化試験（第Ⅱ相，第Ⅲ相）や，安定（SD）もしくは増悪がprimary endpointである試験においては，効果の確定は試験結果の解釈に対して価値を追加するものとはならないため，効果の確定は不要である。

　SDの場合，試験登録後，試験プロトコールで定義される最短の間隔（通常は6～8週間以上）を経た時点までに，測定値が1回以上SDの規準を満たさなければならない。

b 奏効期間

　最良総合効果がCRまたはPRであった場合，奏効期間を求めることができる。奏効期間は，CRまたはPR（最初に記録された方）の測定規準が最初に満たされた時点から，再発または増悪が客観的に確認された最初の日までの期間である（試験中に記録された最小測定値を増悪の比較対照とする）。完全奏効期間は，CRの測定規準が最初に満たされた時点から，再発が客観的に確認された日までの期間である。

c 安定期間

　最良総合効果がSD以上であった場合，求めることができる。経過中の径和の最小値を

比較対照として（ベースラインの径和が最小の場合はこれを比較対照とする），治療開始（ランダム化試験の場合，ランダム割付日）から増悪の規準が満たされた時点までの期間とする。全登録患者や全適格患者を対象とするならば，次項の無増悪生存期間（画像によらない臨床的増悪をイベントとするか否かのみが違う）とほとんど同一の評価項目となることに留意する。

■8 無増悪生存期間/無増悪生存割合

ⓐ 第Ⅱ相臨床試験

「奏効率」が新規薬剤や新規レジメンの抗腫瘍効果を評価する方法として最適ではない場合がある。奏効率が最適ではない場合，「無増悪生存期間（PFS）」や，ある特定の時点での「無増悪生存割合（proportion progression-free）」が新規薬剤の生物学的効果に関する最初の結果を示すのに適切な代替指標となる可能性がある。しかし，無対照試験においては，有望な観察結果が観察されたとしても，それが介入によるものではなく患者選択などの生物学的因子による可能性があることから，これらの指標が批判の対象となりうることは明らかである。したがって，これらのエンドポイントを用いた第Ⅱ相スクリーニング試験にはランダム化デザインが最適である。例外的に，ある特定のがんでは治療反応性や予後が一貫している（一貫して予後不良である）ことから，非ランダム化試験が正当化される場合もある。しかしこうした場合にも，治療効果がない時に期待されるPFSや無増悪割合を推定する根拠について，慎重に記述する必要がある。

ⓑ 第Ⅲ相臨床試験

進行がんを対象とする第Ⅲ相臨床試験において，無増悪生存期間や無増悪期間を主たるエンドポイントに用いることが増えてきている。プロトコールで全患者が測定可能病変を有することが選択条件とされている場合には，増悪の評価は比較的明確なものになるといえる。しかし，測定可能病変を有する患者のみに登録を限定することが，対象とする集団からかなりの割合の患者を除外することになるのであれば，試験結果の一般化可能性が低いという批判を受けることになる。したがって，無増悪生存期間などを主たるエンドポイントに用いる場合であっても，測定可能病変を有する患者と測定不能病変のみを有する患者の両方の登録を許容する試験が増加している。このような状況下では，測定可能病変を有さない患者で「PD」と判定する根拠となる所見を明確に記述するための配慮が必要となる。また，増悪判定日は確認バイアス（ascertainment bias）を受けやすいため，治療群毎の検査のタイミングをそろえるべきである。

■9 最良総合効果に関する結果の報告

ⓐ 第Ⅱ相臨床試験

客観的な腫瘍縮小効果（CR＋PR）がprimary endpointであり，そのためすべての患者

が測定可能病変を有している試験では，治療に関する重大なプロトコール逸脱があった場合や評価不能であった場合でも，試験に登録されたすべての患者を結果の報告に含めなければならない．それぞれの患者は，以下のカテゴリーのいずれかに分類される．

1. 完全奏効（Complete response）
2. 部分奏効（Partial response）
3. 安定（Stable disease）
4. 増悪（Progression）
5. 効果の評価不能（Inevaluable for response）：理由を明示（例：悪性腫瘍による早期死亡，毒性による早期死亡，腫瘍評価が反復されず/不完全，その他（具体的に））

通常，第Ⅱ相試験ではすべての適格患者を奏効率算出の分母に加えるべきである（プロトコールによっては，治療されたすべての患者を分母とすることが適切な場合もある）．試験の結論は，すべての適格患者（または治療されたすべての患者）の奏効率を根拠とすべきであり，選択された「評価可能」なサブセットでの結果を根拠とすべきではない．

ⓑ 第Ⅲ相臨床試験

第Ⅲ相臨床試験における客観的な腫瘍縮小効果は，ほとんどの場合副次的なエンドポイントとして評価される．観察された奏効率の差は，対象集団に対して臨床的に意味のある治療のベネフィットを予測するものではない．第Ⅲ相臨床試験にて客観的な腫瘍縮小効果を primary endpoint として選択した場合（客観的な腫瘍縮小効果と臨床的に意味のある治療のベネフィットとの間に直接的な因果関係があることが，試験の対象集団において明確に実証されている場合に限る）は，第Ⅱ相臨床試験に適用される規準と同様の規準を用い，すべての登録患者は測定可能病変を1つ以上有していなければならない．多くの場合，すなわち腫瘍縮小効果が副次的なエンドポイントであって，すべての試験対象患者が測定可能病変を有しているわけではない場合であっても，最良総合効果の報告の方法については事前にプロトコールに明記しておかなければならない．実際には，奏効率は ITT（intent to treat）解析（ランダム化したすべての患者を分母に加える）か，ベースライン評価で測定可能病変を有していた患者サブセットのみを対象とする解析のいずれかによるものを報告する．プロトコールには，予定しているサブセット解析を含めて，効果に関する結果の報告の方法について明記しておくべきである．

B 組織学的治療効果判定基準

1 検索材料

1) 本判定基準は治療後の胚細胞性腫瘍症例の生検・手術および剖検例に適用する。
2) 精巣腫瘍の場合，原発巣は切除されている場合が多いので，主としてリンパ節や諸臓器の転移が判定の対象となるが，もちろん治療後に精巣が摘出された場合も本判定の対象となる。
3) 検索材料の固定や切り出し方は，「第2部　病理学的事項 3 検索材料の取扱いおよび検索方法」に準じる。
4) 転移巣が複数領域にみられた場合は，提出された領域ごとに治療効果を判定する。

2 判定基準分類

各対象領域において認められる所見を，壊死・瘢痕組織，奇形腫，奇形腫以外の胚細胞腫瘍，体細胞型悪性腫瘍の4要素に分けて判定する。Viable な腫瘍細胞を認めない場合はカテゴリー A とし，viable な腫瘍細胞を認めるものでは，原発巣の病理組織分類に基づいて診断し，その組織型の種類により下記の表1に従って分類する。Viable な腫瘍細胞のみを腫瘍成分と同定し，膨化・変性し，核が不明瞭化した細胞や，著しい濃縮像や崩壊像を示す細胞は viable な細胞とはしない。

表1　組織学的治療効果判定基準

カテゴリー分類	組織所見	組織学的カテゴリー亜分類[注3]
A	壊死・線維化のみを認める[注1]	
B	Viable な奇形腫細胞のみを認める	
C	奇形腫以外の viable な胚細胞腫瘍を認める[注2]	C-1：奇形腫成分を伴う C-2：奇形腫成分を伴わない
D	Viable な腫瘍細胞の一部（あるいはすべての領域）に体細胞型悪性腫瘍を認める[注2]	D-1：胚細胞性腫瘍と体細胞型悪性腫瘍を認める D-2：体細胞型悪性腫瘍のみを認める

注1) 変性が顕著でviableとは判定しえない異型細胞のみ認められる場合も，この群に入れる。
注2) 報告の際は観察される細胞腫瘍の組織型すべてと，それらの占める割合を記載する。
注3) カテゴリー C, D については viable な腫瘍細胞の種類の組み合わせにより，さらに亜分類を行うことを推奨する。

【補足】これまでの精巣腫瘍の組織学的治療効果判定基準は，病巣内における viable な悪性腫瘍細胞の量的割合をもとに評価する方法を採用してきた。しかし精巣腫瘍は，臨床的には viable な腫瘍成分の残存の有無，残存する場合にはその種類によって，その後の治療方針が決定される。したがって本取扱い規約における組織学的治療効果判定は，治療後の検体中における viable な残存腫瘍の組織型とそれらが占める割合を，種類別に記載することを推奨することとした。

【記載例】
　例1：カテゴリーB：奇形腫（3％），線維化巣（97％）
　例2：カテゴリーC（C-1）：奇形腫（5％），胎児性癌（20％），卵黄嚢腫瘍（15％），線維化巣（60％）
　例3：カテゴリーD（D-1）：腺癌（10％），卵黄嚢腫瘍（15％），線維化巣（75％）
　例4：カテゴリーD（D-2）：横紋筋肉腫（10％），PNET（5％），線維化巣（85％）

C QOL

　治療成績の飛躍的な向上により，精巣腫瘍患者は治癒後にはがんサバイバーとして約40〜50年の人生が見込まれる。治療後も，就労，婚姻，妊孕性，性機能，心理状態，化学療法の晩期合併症など多くの問題を抱える。そのため，QOLを含む精巣腫瘍サバイバーシップは重要な研究課題である。QOL評価にあたってはその国の言語に適切に翻訳され，信頼性と妥当性の確認された質問票を用いることが望ましい。一般に健康関連QOLの測定は，包括的尺度に疾患特異的尺度を組み合わせて評価する場合が多い。一方，がん患者では，良性疾患とは異なり生命を脅かされるような深刻な体験をする。また診断後も集学的治療が行われることが通常であり，QOLに大きなインパクトを与える。これらの特徴を考慮して，がん患者のQOL評価にはがん特異的なQOL尺度を用いることが多い。

　European Organization for Research and Treatment of Cancer Quality of Life Questionnaire（EORTC QLQ）は，国際的ながん臨床試験に参加する患者のQOLを測定する目的で1986年から開発が始まった[1]。EORTC QLQには，30項目の核となる質問票Core questionnaire（EORTC QLQ-C30）とがん腫別の質問票がある。がん腫別の質問票はC-30と同時に使用することを前提としているため，質問番号31から始まるように構成されている。C-30は日本語を含む多くの言語に翻訳され，信頼性，妥当性が確認されている（巻末資料1）。2013年に精巣腫瘍特異的なQOL質問票としてEORTC QLQ-TC26（Quality of Life Questionnaire-Testicular Cancer 26）が発表され[2]，2017年には日本語版QLQ-TC26が開発された（巻末資料2）[3]。EORTC QLQ-TC26はすでに10カ国語以上で翻訳されており，今後，国際的な大規模研究などで使用される標準的な精巣腫瘍特異的なQOL尺度の1つとなると考えられる。EORTC QLQの使用にあたってはEORTCから許可を得る必要があり，ホームページ（http://groups.eortc.be/qol/）から申請して日本語の原版を入手する。

　Functional Assessment of Cancer Therapy（FACT）も，がん患者を対象とした臨床試験用に1993年に開発されたQOL質問票であり，本邦でも広く用いられている。核となる質問票はFACT-General（FACT-G）である[4]。泌尿器がん領域で日本語版が開発されているのは，膀胱がん（FACT-Bl）と前立腺がん（FACT-P）であるが，精巣腫瘍特異的な質問票は開発されていない。FACT調査票を使用する場合も許可が必要であり，ホームページ（http://www.facit.org）からの申請が可能である。

【文献】

1) Sprangers MA, Cull A, Bjordal K, Groenvold M, Aaronson NK：The European Organization for Research and Treatment of Cancer. Approach to quality of life assessment：guidelines for developing questionnaire modules. EORTC Study Group on Quality of Life. Qual Life Res 2：287-295, 1993
2) Holzner B, Efficace F, Basso U et al：Cross-cultural development of an EORTC questionnaire to assess health-related quality of life in patients with testicular cancer：the EORTC QLQ-TC26. Qual Life Res 22：369-378, 2013
3) 荒井陽一，山下慎一，藤井紳司ほか：精巣腫瘍に特異的なQOL質問表EORTC QLQ-TC26日本語版の開発.

日泌尿会誌 108：128-136，2017
4) Cella DF, Tulsky DS, Gray G et al：The Functional Assesment of Cancer Therapy scale：development and validation of the general measure. J Clin Oncol 11：570-579, 1993

D Follow-up 基準

精巣腫瘍は他の癌種と同様，その組織型，病期，治療経過により個々の Follow-up 方法が決定されるべきである。精巣腫瘍の特徴として，青年期に好発し治癒率が高く，長期経過観察を求められるため，Follow-up にあたっては以下の点を考慮しなければならない。

① 80%以上の再発は2年以内に発生するが，晩期再発例も存在する。5年以降も1年毎の長期間の Follow-up が望まれる[1]。
② 対側精巣の発症リスクが2〜3%ある[2]。
③ 胸部単純X線写真より胸部CTが望ましい。
④ 病期Ⅰでサーベイランスを選択した場合，20〜30%の再発が見込まれる[1]。
⑤ 化学療法，放射線療法，手術療法による晩期合併症に留意する。

これらを考慮したうえで，症例ごとに Follow-up 方法を決定する必要があるが，以下に一般的な方法を示す。

【文献】
1) EAU guideline on testicular cancer 2016：28-31.
   https://uroweb.org/wp-content/uploads/EAU-Extended-Guidelines-2016-Edn.pdf
2) Zequi Sde C, da Costa WH, Santana TB, Favaretto RL, Sacomani CA, Guimaraes GC：Bilateral testicular germ cell tumours：a systematic review. BJU Int 110：1102-1109, 2012.

1 病期Ⅰでサーベイランスの患者

サーベイランスを行う場合は，定期的な経過観察が医師，患者ともに可能である施設でのみ行われるべきである。最初の2年間で80%以上が再発することから，この期間は毎月の腫瘍マーカーチェックと3カ月毎の画像検査。以後最低5年までは3カ月毎の定期検査を行う。5年以降も1年に1回程度で，できる限り定期的経過観察を行うことが望ましい。

2 病期Ⅰで予防的治療を行った患者

2年間3カ月毎の Follow-up を行い，以後6カ月毎に5年まで経過観察する。

3 病期Ⅱ以上，初期治療でCR症例

最初の2年間は少なくとも3カ月毎，3〜5年目は半年毎，それ以後は1年毎の Followupを行う。

　進行性非セミノーマで治療不成功の理由に，以下のものが考えられる。
　①化学療法に奏効しなかった腫瘍の残存
　②化学療法後の切除不能な奇形腫
　③化学療法抵抗性の非胚細胞腫瘍
　定期受診においては，腫瘍マーカー検査，画像診断を適宜行い，時に反対側の精巣の触診や，エコー検査を施行する。また，晩期合併症の継続的評価も必要である。
　化学療法を施行した患者では，本人と相談のうえ，精液検査を行い，造精機能の回復を評価する。

E　転帰記載法

ⓐ 転帰記載日　　　（　）年（　）月（　）日

ⓑ 精巣摘除施行日　（　）年（　）月（　）日

ⓒ 経過期間　　　　（　）年（　）月（　）日
　経過観察期間とは，精巣摘出施行日（起算日）から転帰記載日または最終観察日までの期間をいう。

ⓓ 転帰

1) 生存
　①癌なし生存　　（確認日　　年　　月　　日）
　②癌あり生存　　（確認日　　年　　月　　日）
　腫瘍存在の有無は，視診触診所見，腫瘍マーカー，エコー，胸部X線撮影，CT，PETなど，施行可能な検査を実施して判定する。
　③癌の有無不明生存（確認日　　年　　月　　日）

2) 死亡（死亡年月日：　　年　　月　　日）

ⓐ 癌死
　癌死とは，死因上精巣腫瘍およびその転移，浸潤腫瘍が重要な関係を有する死亡をいう。

ⓑ 他因死（病名）
　他因死とは，精巣腫瘍と無関係な病因による死亡であり，その死因は明白な場合に限り記載する。
　①その他の癌による死亡
　②癌なし他因死
　③癌あり他因死
　④癌の存在不明他因死
　⑤手術死
　原発巣に対する手術，あるいは転移巣に対する手術後30日以内に死亡した場合。
　⑥死因不詳

1) 追跡不能（最終確認日：　　年　　月　　日）
　経過観察の途中で受診せず，問い合わせをしなかったり，連絡不能のものとし，最終追跡可能日を記載する。

F 治療成績の集計方法

1 生存率

原則として精巣摘除術を施行した日より起算し，実測生存率または相対生存率を明記して記載する。生存率を検討する期間については，当初の2年間は3カ月毎の検討を行い，2年以後については1年毎の生存率を検討する。

① 実測生存率
実測生存率は下記のごとく求められる。

【実測生存率の算出法】

1年毎の対象症例数（lx），死亡数（dx），追跡不能数（ux），観察途中数（wx）を求める。
1年毎の観察期間中の死亡率（qx）は

$$qx = \frac{dx}{lx - 1/2(ux + wx)}$$

で求められ，
各期間の生存率（px）は

$$px = 1 - qx$$

より求める。したがって，診断時よりの生存率（px）は
px = p1×p2×p3×……×px となり，これをもって実測生存率とする。

② 相対生存率
相対生存率実測生存率/期待生存率により算出する。

$$標準誤差 = \frac{\sqrt{実測生存率(1-実測生存率)}}{症例数} / 期待生存率$$

期待生存率は生命表に従う。

手術症例については手術日を起算日とし，非手術例については初診日を起算日とする。

2 検討項目

以下の3項目を必須の検討項目とし，その他の項目については目的に応じて検討を行うものとする。
　①組織型と予後
　②病期と予後
　③治療法と予後

第4部
有害事象

　精巣腫瘍に対する抗癌化学療法および放射線療法に伴う有害事象記載については，2009年5月に米国National cancer institute（NCI）が公表し，その後，2010年6月に改訂された「Common terminology criteria for adverse events（CTCAE）v4.03」を翻訳した「有害事象共通用語規準v4.0日本語訳JCOG版」に基づいて評価し，有害事象の発生時期により早期有害事象と晩期有害事象に分けて記載する。「有害事象共通用語規準v4.0日本語訳JCOG版（CTCAEv4.0日本語訳）」は，日本臨床腫瘍研究グループ（JCOG）がCTCAE v4.03に基づいて作成したもので，「http://www.jcog.jp/doctor/tool/CTCAEv4J_20130409.pdf」にて公開されている。精巣腫瘍治療にみられる代表的事象を，抗癌化学療法および放射線療法について抜粋し，それぞれ（資料3）および（資料4）とした。

　なお，放射線療法の有害事象については，治療開始から90日以内の場合にはCTCAE v4.03（有害事象共通用語規準v4.0日本語訳JCOG版），治療開始から90日以上経過した場合にはCTCAE v4.03またはRTOG/EORTC遅発放射線反応評価基準（資料5）（JCOG運営委員会：NCI-CTC version 2.0, 日本語訳JCOG版：癌と化学療法 26：1113-1114, 1999）に基づき判定し，有害事象の種類，程度と発現時期を記載する。

A 有害事象記載法

ⓐ 有害事象の定義[注1)]

　精巣腫瘍に対する薬物療法，放射線治療，外科手術などの介入により，何らかの好ましくない医療上の出来事が発生する可能性がある．JCOG 臨床安全性情報取扱いガイドライン[1)]では，ICH E2A ガイドラインおよび E2D ガイドラインに準拠して，臨床安全性情報に関連する用語を以下のように定義している（抜粋）．

1) 有害事象（adverse event：AE）

　医薬品の投与，放射線治療，または手術を受けた患者に生じた好ましくない医療上のあらゆる出来事であり，必ずしも当該治療との因果関係があるもののみを指すわけではない．

2) 薬物有害反応（副作用）（adverse drug reaction：ADR）

　薬物有害反応とは，投与量にかかわらず，医薬品に対する有害で意図しない反応，すなわち，有害事象のうち医薬品との因果関係が否定できないものをいう．

3) 有害反応（副作用）（adverse reaction：AR）

　医薬品のほか，放射線療法，手術などの治療あるいはその併用療法と有害事象との間の因果関係が否定できないもの．

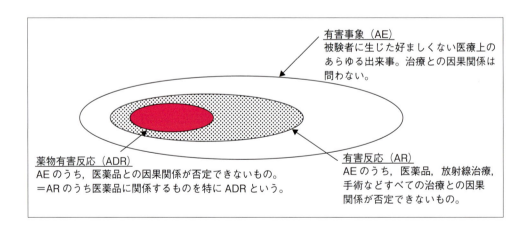

注1） JCOG においては，因果関係の程度を次のように分類している．①，②，③のいずれかと判断された場合は「因果関係あり」とし，④，⑤のいずれかと判断された場合は「因果関係なし」とする．

① definite（certain）：明確に

治療との因果関係は明らか（plausible）で，原病の増悪，併存症，ほかの薬剤・治療な

どでは説明できないもの。

② probable：おそらく，十中八九は

治療との因果関係は妥当であり（reasonable），原病の増悪，併存症，ほかの薬剤・治療などによるものではなさそうなもの。

③ possible：ありうる

治療との因果関係は妥当である（reasonable）が，原病の増悪，併存症，ほかの薬剤・治療などでも説明できるもの。

④ unlikely：ありそうにない

治療との因果関係は明らかでなく（improbable），原病の増悪，併存症，ほかの薬剤・治療などで説明されるもの。

⑤ not related（unrelated）：関係ない

治療との因果関係はなく（improbable），原病の増悪，併存症，ほかの薬剤・治療などで明らかに説明できるもの。

⑥ unassessable（conditional）：評価不能

判断するデータが不十分で，より詳細なデータが必要なもの（conditional），または評価困難なもの。

ⓑ 有害事象の判定基準

有害事象は特定の医学的事象を一意的に表すように定義された用語である。有害事象を正確に定量化して標準化することは，医学的な記録や報告および科学的分析のために必要なばかりではなく，精巣腫瘍患者に各種治療法の得失を説明する際にも役立つと考えられる。

有害事象の判定基準として，2009年5月に米国 National Cancer Institute（NCI）の Cancer Therapy Evaluation Program（CTEP）が公表し，その後，誤記訂正を経て同年10月に公表した「Common Terminology Criteria for Adverse Events（CTCAE）v4.02」の日本語訳 JCOG 版「有害事象共通用語規準 v4.0 日本語訳 JCOG 版」（略称：CTCAE v4.0-JCOG，2009年12月28日発表，2010年9月11日改訂）[2]がある。最近欧米では，外科治療の術後合併症の評価法として Clavien 分類[3,4]が使用されている。

1）有害事象共通用語規準 v4.0 日本語訳 JCOG 版

「NCI 有害事象共通用語規準 v4.0」（「巻末資料」参照）は，有害事象（AE）の評価や報告に用いることができる記述的用語集である。また，各 AE についての重症度のスケール（Grade）を示している。CTCAE では Grade 1～5 を以下の原則に従って定義しており，各 AE の重症度の説明を個別に記載している。なお，異なった AE の重症度を比較することはできない。

Grade 1　軽症；症状がない，または軽度の症状がある；臨床所見または検査所見のみ；治療を要さない。

Grade 2　中等症；最小限/局所的/非侵襲的治療を要する；年齢相応の身の回り以外の日常生活動作の制限。

Grade 3　重症または医学的に重大であるが，ただちに生命を脅かすものではない；入院または入院期間の延長を要する；活動不能/動作不能；身の回りの日常生活動作の制限。
Grade 4　生命を脅かす；緊急処置を要する。
Grade 5　AE による死亡。

Grade 説明文中のセミコロン（；）は「または」を意味する。また，Grading を行う際には，ðnearest matchðの原則，すなわち「観察された有害事象が複数の Grade の定義に該当するような場合には，総合的に判断してもっとも近い Grade に分類する」ことが原則である。

V4.0 では v3.0 に比較して外科治療に関連した有害事象の項目数が増加している。以下に，精巣腫瘍治療に関連する特に重要な有害事象を抜粋して記載した。

2）Clavien 分類

Clavien 分類は，本来胆嚢摘除術での適用性が検討された[3]。その後改訂を行い，胆嚢摘除術のみならずほかの外科手術における適用性が国際的に検討されている[4]。本分類では，外科手術に関連して発生した合併症（complications）の Grade を I，II，IIIa，IIIb，IVa，IVb および V の 7 段階に分類して報告する。なお，手術による後遺症（sequelae）や外科治療目的の非完遂（failure to cure）に対しては，本分類は適用されない。

表　Clavien 分類

Grade Ⅰ：	正常な術後経過からの逸脱で，薬物療法，または外科的治療，内視鏡的治療，IVR 治療を要さないもの。 ただし，制吐剤，解熱剤，鎮痛剤，利尿剤による治療，電解質補充，理学療法は必要とする治療には含めない（これらが必要と判断されたり行われたりしていても Grade Ⅰとする）。また，ベッドサイドでの創感染の開放は Grade Ⅰとする。
Grade Ⅱ：	制吐剤，解熱剤，鎮痛剤，利尿剤以外の薬物療法を要する。 輸血および中心静脈栄養を要する場合を含む。
Grade Ⅲ：	外科的治療，内視鏡的治療，IVR 治療を要する。
Grade Ⅲa：	全身麻酔を要さない治療
Grade Ⅲb：	全身麻酔下での治療
Grade Ⅳ：	IC/ICU 管理を要する，生命を脅かす合併症（中枢神経系の合併症*を含む）
Grade Ⅳa：	単一の臓器不全（透析を含む）
Grade Ⅳb：	多臓器不全
Grade Ⅴ：	患者の死亡
Suffix "d"：	患者の退院時にも合併症が持続していた場合，接尾辞 "-d"（"disability"）を，該当する合併症の grade に付加する。想定される退院時の状況を「例」として示した。

　　*脳出血，脳梗塞，くも膜下出血，ただし一過性脳虚血性発作は除く
　　IC：intermediate care（準集中治療室），ICU：intensive care unit（集中治療室）

例：

心臓：心筋梗塞後の心不全（Ⅳa-d）	呼吸器：胸腔ドレーン挿入後の高度出血に対する肺全摘後の呼吸困難（Ⅲb-d）
神経：片麻痺を伴う脳梗塞（Ⅳa-d）	消化器：S 状結腸切除後の膿瘍に対する手術後の便失禁の残存（Ⅲb-d）
腎：多臓器不全を伴う敗血症後に残存する腎不全（Ⅳa-d）	その他：甲状腺手術後の嗄声（Ⅰ-d）

JCOG 術後合併症規準（Clavien-Dindo 分類）2011 年（2013 年改訂）より引用
(http://www.jcog.jp/doctor/tool/JCOG_Clavien-Dindo_Introduction_20130411.pdf)
原著：
Dindo D, et al. Classification of Surgical Complications：A New Proposal With Evaluation in a Cohort of 6336 Patients and Results of a Survey. Ann Surg. 240：205-13, 2004
Clavien PA, et al. The Clavien-Dindo classification of surgical complications：five-year experience. Ann Surg. 250：187-96, 2009

【文献】

1) 日本臨床腫瘍研究グループ（JCOG）：JCOG 臨床安全性情報取扱いガイドライン．Ver. 2.0 改訂日：2009/11/10, http://www.jcog.jp/basic/policy/A_020_0010_16.pdf
2) 日本臨床腫瘍研究グループ（JCOG）：有害事象共通用語規準 v4.0 日本語訳 JCOG 版（略称：CTCAE v4.0-JCOG）［CTCAE v 4.02/MedDRA v12.0/MedDRA/J v12.1 対応-2009 年 12 月 28 日］．http://www.jcog.jp/doctor/tool/ctcaev4.html
3) Clavien PA, Sanabria JR, Strasberg SM：Proposed classification of complications of surgery with examples of utility in cholecystectomy. Surgery 111：518-526, 1992
4) Dindo D, Demartines N, Clavien PA：Classification of surgical complications：a new proposal with evaluation in a cohort of 6336 patients and results of a survey. Ann Surg 240：205-213, 2004

B 早期有害事象

早期有害事象とは，治療中または治療後早期に認められる有害事象（AE）をいう。
巻末の資料3および4を参照。

資料3　有害事象共通用語基準 V4.0 日本語訳 JCOG 版（CTCAE v4.0-JCOG）から代表的な化学療法関連有害事象を抜粋

資料4　有害事象共通用語基準 V4.0 日本語訳 JCOG 版（CTCAE v4.0-JCOG）から代表的な放射線療法関連有害事象を抜粋

C 晩期有害事象

　晩期有害事象とは治療に伴う急性有害事象が回復後も持続する，あるいは時期を経て発症する有害事象をいう．

1 抗癌化学療法後の主な晩期有害事象

　抗癌化学療法後の主な晩期有害事象を概説する（資料3を参照）．

ⓐ 腎機能障害
1) シスプラチンによる急性腎機能障害の多くは可逆性であるが，20〜30％程度が不可逆性で，これらが晩期合併症として問題になる．
2) シスプラチンによる腎機能障害は累積投与量に比例し，増加，総投与量が500 mg前後でも約20％前後の糸球体濾過量の不可逆的低下を認めるとされる．
3) シスプラチン以外の腎機能障害のリスクファクターとして，放射線療法の併用，腎毒性を有する他の薬剤の投与，年齢，hydrationの状況，治療開始前の腎機能障害の有無などが挙げられている．

ⓑ 神経障害
1) 神経障害として問題になるものが，聴力障害と末梢神経障害である．どちらの障害もシスプラチンが原因薬剤の代表とされている．シスプラチンの総投与量が400 mg/m^2以上になると，聴力障害が65％，末梢神経障害が27％で認められるとされる．
2) 聴力障害は主に高音域が障害されるとされる．
3) 末梢神経障害としては知覚異常が代表的で，BEP療法終了2年後でも22％で症状が残るとされる．また，近年救済化学療法に広く使われるようになったパクリタキセルでは，末梢神経障害を40％の症例で認めるとされる．
4) BEP療法に際し使用されるブレオマイシンでは，レイノー症状が問題となる．ブレオマイシンの投与量の増加とともに発症頻度が増加すると報告されており，投与後10年以上経ってからでも症状が出現しうるとされる．

ⓒ 心血管系障害
1) 現時点では発症原因は不明であるが，BEP療法施行後に心血管系合併症の相対危険度が上昇するとされる．実際，これまでにも心筋虚血症や心筋梗塞も報告されている．
2) 心血管系合併症のリスクは，単に薬剤投与だけでなく，遺伝，ライフスタイル，高コレステロール血症，高血圧，肥満，喫煙などが関与するとされるため，これらの点に対する指導も必要である．

d 呼吸器障害

1) ブレオマイシンによる急性呼吸器障害は広く知られているが，晩期の致死的な呼吸器障害は1～3％と少ない。ただし非致死的障害は7～21％とされ，注意を要する。
2) 一方，シスプラチンが慢性呼吸器障害（拘束性障害）の原因となることは必ずしも十分認知されていない。多変量解析の結果，シスプラチンの累積投与量と年齢が拘束性障害のリスクファクターとされる。

e 消化器障害

化学療法終了後も消化器症状の持続を認める例があり，食思不振が7％，悪心・嘔吐を8％，下痢などを10％の症例に認めるとされる。

f 二次発がん

二次発がんとしては白血病がよく知られている。特にエトポシドが二次性白血病の発症に関わり，その相対危険度は3.5～4.5倍と報告されている。このリスクは治療後10年がピークで，その後徐々に減少するとされる。

g 不妊症

BEP療法などシスプラチンを含む化学療法は，一時的に無精子および精子数減少を引き起こすとされるが，80％の症例は5年以内に正常に戻るとされている。ただ，完全に元に戻らない可能性もあり，化学療法前に本人の希望も考慮したうえで精子保存を説明する必要がある。

【文献】
1) 日本泌尿器科学会（編）：精巣腫瘍ガイドライン2015年版 第2版. 東京, 金原出版, 2015
2) Haugnes HS, Bosl GJ, Boer H et al：Long-term and late effects of germ cell testicular cancer treatment and implications for follow-up. J Clin Oncol 30：3752-3763, 2012

2 放射線療法後の主な晩期有害事象

精巣腫瘍に対する放射線療法は，放射線感受性が高いセミノーマに対する術後照射が主たる適応であるため照射線量が低い。このため，照射野内の重篤な臓器障害はほとんどみられず，二次発癌と不妊が主なものである。

a 二次発癌

術後に放射線単独療法を行った場合の相対リスクは2倍程度とされており，化学療法単独治療よりやや高い値である。放射線化学療法を行った場合は，3倍程度の相対リスク値が報告されている。

ⓑ 不妊

　併用される手術や化学療法の寄与も大きく，放射線療法単独の影響の評価は困難であるが，放射線療法後に一過性の精子数減少が認められ，治療後 1～2 年で回復する．化学療法を併用しない限り，経過観察群との挙児率に大きな差はみられないと報告されている．

ⓒ 心毒性

　心血管イベント発生リスクが放射線療法群で 2.4 倍との報告もあるが，別の報告では横隔膜下への照射のみではイベント発生リスク増加は観察されていない．

【文献】
1) 日本泌尿器科学会（編）：精巣腫瘍診療ガイドライン 2015 年版 第 2 版．東京，金原出版，2015
2) Gordon W Jr, Siegmund K, Stanisic TH et al：A study of reproductive function in patients with seminoma treated with radiotherapy and orchidectomy：(SWOG-8711). Southwest Oncology Group. Int J Radiat Oncol Biol Phys 38：83-94, 1997
3) Haugnes HS, Bosl GJ, Boer H et al：Long-term and late effects of germ cell testicular cancer treatment and implications for follow-up. J Clin Oncol 30：3752-3763, 2012

3 RTOG/EORTC 遅発性放射線反応評価基準

　この評価基準は放射線治療開始後 90 日を越えて発症した有害事象に対して用いる．精巣腫瘍の治療に関連すると思われる事項を日本語訳 JCOG 版第 2 版より抜粋した（資料 5）．

資料1　生活の質調査票　EORTC QLQ-C30

JAPANESE

EORTC QLQ-C30 (version 3)

私達は、あなたとあなたの健康状態について関心を持っています。あなたの状態に、もっともよく当てはまる番号一つを○で囲み、全設問にお答え下さい。「正しい」答えや「誤った」答え、といったものはありません。なお、お答え頂いた内容については秘密厳守とさせていただきます。

あなたの名前の頭文字を書いて下さい。　　姓：___　名：___　（例：山田花子さん。姓・や　名：は）
あなたの生年月日を書いて下さい。　　　　19___年（明・大・昭・平____年）____月____日生
今日の日付を書いて下さい。　　　　　　　20___年（平成_____年）____月____日

		まったくない	少しある	多い	とても多い
1.	重い買い物袋やスーツケースを運ぶなどの力仕事に支障がありますか。	1	2	3	4
2.	長い距離を歩くことに支障がありますか。	1	2	3	4
3.	屋外の短い距離を歩くことに支障がありますか。	1	2	3	4
4.	一日中ベッドやイスで過ごさなければなりませんか。	1	2	3	4
5.	食べること、衣類を着ること、顔や体を洗うこと、トイレを使うことに人の手を借りる必要がありますか。	1	2	3	4

この一週間について

		まったくない	少しある	多い	とても多い
6.	仕事をすることや日常生活活動に支障がありましたか。	1	2	3	4
7.	趣味やレジャーをするのに支障がありましたか。	1	2	3	4
8.	息切れがありましたか。	1	2	3	4
9.	痛みがありましたか。	1	2	3	4
10.	休息をとる必要がありましたか。	1	2	3	4
11.	睡眠に支障がありましたか。	1	2	3	4
12.	体力が弱くなったと感じましたか。	1	2	3	4
13.	食欲がないと感じましたか。	1	2	3	4
14.	吐き気がありましたか。	1	2	3	4
15.	吐きましたか。	1	2	3	4
16.	便秘がありましたか。	1	2	3	4

次のページにお進みください

JAPANESE

この一週間について	まったくない	少しある	多い	とても多い
17. 下痢がありましたか。	1	2	3	4
18. 疲れていましたか。	1	2	3	4
19. 痛みがあなたの日々の活動のさまたげになりましたか。	1	2	3	4
20. ものごとに集中しにくいことがありましたか。たとえば新聞を読むときや、テレビを見るとき。	1	2	3	4
21. 緊張した気分でしたか。	1	2	3	4
22. 心配がありましたか。	1	2	3	4
23. 怒りっぽい気分でしたか。	1	2	3	4
24. 落ち込んだ気分でしたか。	1	2	3	4
25. もの覚えが悪くなったと思いましたか。	1	2	3	4
26. 身体の調子や治療の実施が、家族の一員としてのあなたの生活のさまたげになりましたか。	1	2	3	4
27. 身体の調子や治療の実施が、あなたの社会的な活動のさまたげになりましたか。	1	2	3	4
28. 身体の調子や治療の実施が、あなたの経済上の問題になりましたか。	1	2	3	4

次の質問では、1から7の数字のうち、あなたにもっともよく当てはまる数字を○で囲んで下さい。

29. この一週間のあなたの健康状態は全体としてどの程度だったでしょうか。

    1   2   3   4   5   6   7
とても悪い   とてもよい

30. この一週間、あなたの全体的な生活の質はどの程度だったでしょうか。

    1   2   3   4   5   6   7
とても悪い   とてもよい

QLQ-C30 Copyright 1995 EORTC Quality of Life Group. 無断複写・転載を禁じます. バージョン 3.0

資料2　生活の質調査票　EORTC QLQ-TC26

JAPANESE

EORTC QLQ-TC26

患者さんは、以下のような症状や困難を感じると時折報告されます。あなたがここ一週間のうちで以下の症状や問題をどの程度経験したか教えて下さい。あなたに最も当てはまる番号を丸で囲んで下さい。

この一週間について：	まったくなかった	少しあった	かなりあった	非常にあった
31. 脱毛がありましたか？	1	2	3	4
32. 味覚や嗅覚に問題がありましたか？	1	2	3	4
33. 胃のあたりに痛みがありましたか？	1	2	3	4
34. 胃酸が上がってくる感じがありましたか？	1	2	3	4
35. 手や足の指がピリピリしたり、しびれたりしましたか？	1	2	3	4
36. 皮膚に異常がありましたか（例えば、かゆみ、乾燥など）？	1	2	3	4
37. 手や足の指が蒼白（そうはく）になったり、冷たくなったりしましたか？	1	2	3	4
38. 聴覚に問題がありましたか？	1	2	3	4
39. 診察や治療に満足しましたか？	1	2	3	4
40. 病気や治療についてあなたが受け取った情報に満足しましたか？	1	2	3	4
41. 将来に不安を感じましたか？	1	2	3	4
42. 病気が再発するかもしれないと不安になりましたか？	1	2	3	4
43. 病気や治療のために仕事や学業で何か問題がありましたか？	1	2	3	4
44. 病気や治療を受けたことで身体的な制限がありましたか？	1	2	3	4
45. 家庭生活が崩壊するような気がしましたか？	1	2	3	4
46. 将来子供を持つことが出来るどうか心配になりましたか？	1	2	3	4
47. パートナーや最も親しい人とあなたの病気について話せますか？	1	2	3	4

次のページにお進みください

JAPANESE

この一週間について:	まったくなかった	少しあった	かなりあった	非常にあった
48. 病気や治療を受けたことで男らしさがなくなったと感じましたか？	1	2	3	4
49. 性交に対して、どの程度の関心がありましたか？	1	2	3	4
50. 性行為はどの程度ありましたか？（挿入の有無に関わらず）	1	2	3	4
51. パートナーや最も親しい人と性のことを話題にできますか？	1	2	3	4

以下の質問は、性行為のあった方のみお答え下さい：

52. 勃起(ぼっき)をさせたり勃起を持続させたりするのが難しかったですか？	1	2	3	4
53. 射精をするのに問題がありましたか？	1	2	3	4
54. 性行為はどの程度楽しめるものでしたか？	1	2	3	4
55. パートナーとの性的関係は満足のいくものでしたか？	1	2	3	4

精巣インプラント（義睾丸）を挿入した方のみお答えください:

56. 精巣インプラント（義睾丸）に満足していますか？	1	2	3	4

© Copyright 1994 EORTC Quality of Life Group. 無断複写・転載を禁じます。バージョン 1.0

資料3 化学療法有害事象（早期および晩期）：有害事象共通用語 V4.0 日本語訳 JCOG 版（CTCAE v4.0-JCOG）（抜粋）

CTCAE v4.0 MedDRA v12.0 Code	CTCAE v4.0 SOC 日本語	CTCAE v4.0 Term	CTCAE v4.0 Term 日本語	Grade 1	Grade 2
10002272	血液およびリンパ系障害	Anemia	貧血	ヘモグロビン＜LLN-10.0 g/dL；＜LLN-6.2 mmol/L；＜LLN-100 g/L	ヘモグロビン＜10.0-8.0 g/dL；＜6.2-4.9 mmol/L；＜100-80 g/L
10016288	血液およびリンパ系障害	Febrile neutropenia	発熱性好中球減少症	―	―
10051592	心臓障害	Acute coronary syndrome	急性冠動脈症候群	―	症状があり，進行性の狭心症；心筋酵素は正常；循環動態は安定
10019279	心臓障害	Heart failure	心不全	症状はないが，検査値（例：BNP［脳性ナトリウム利尿ペプチド］）や画像検査にて心臓の異常がある	軽度から中等度の活動や労作で症状がある
10028596	心臓障害	Myocardial infarction	心筋梗塞	―	症状がなく，心筋酵素のわずかな異常があるが，心電図上の虚血性変化はない
10019245	耳および迷路障害	Hearing impaired	聴力障害	成人の評価プログラム（1, 2, 3, 4, 6, 8 kHzのオージオグラム）：15-25 dBの閾値変動（少なくとも片側の耳で，オージオグラム上の2つ以上の隣接する周波数での平均聴力を用いる） 成人で評価プログラムを用いない場合：記録として残る聴力損失はないが聴力の自覚的な変化がある 小児の評価プログラム（1, 2, 3, 4, 6, 8 kHzのオージオグラム）：少なくとも片側の聴力が8 kHzの周波数で＞20 dBの閾値変動	成人の評価プログラム（1, 2, 3, 4, 6, 8 kHzのオージオグラム）：＞25 dBの閾値変動（少なくとも片側の耳で，オージオグラム上の2つの隣接する周波数での平均聴力を用いる） 成人で評価プログラムを用いない場合：補聴器/治療を要さない聴力低下；身の回り以外の日常生活動作の制限 小児の評価プログラム（1, 2, 3, 4, 6, 8 kHzのオージオグラム）：少なくとも片側の聴力が≧4 kHzで＞20 dBの閾値変動
10043882	耳および迷路障害	Tinnitus	耳鳴	軽度の症状がある；治療を要さない	中等度の症状がある；身の回り以外の日常生活動作の制限
10000081	胃腸障害	Abdominal pain	腹痛	軽度の疼痛	中等度の疼痛；身の回り以外の日常生活動作の制限
10003445	胃腸障害	Ascites	腹水	症状がない；臨床所見または検査所見のみ；治療を要さない	症状がある；内科的治療を要する
10010774	胃腸障害	Constipation	便秘	不定期または間欠的な症状；便軟化薬/緩下薬/食事の工夫/浣腸を不定期に使用	緩下薬または浣腸の定期的使用を要する持続的症状；身の回り以外の日常生活動作の制限
10012727	胃腸障害	Diarrhea	下痢	ベースラインと比べて＜4回/日の排便回数増加；ベースラインと比べて人工肛門からの排泄量が軽度に増加	ベースラインと比べて4-6回/日の排便回数増加；ベースラインと比べて人工肛門からの排泄量が中等度増加
10014893	胃腸障害	Enterocolitis	腸炎	症状がない；臨床所見または検査所見のみ；治療を要さない	腹痛；粘液または血液が便に混じる

資料3 化学療法有害事象（早期および晩期）：有害事象共通用語 V4.0 日本語訳 JCOG 版（CTCAE v4.0-JCOG）(抜粋) ■ 129

Grade 3	Grade 4	Grade 5	CTCAE v4.0 AE Term Definition 日本語【注釈】
ヘモグロビン＜8.0 g/dL；＜4.9 mmol/L；＜80 g/L；輸血を要する	生命を脅かす；緊急処置を要する	死亡	血液 100 mL 中のヘモグロビン量の減少。皮膚・粘膜の蒼白，息切れ，動悸，軽度の収縮期雑音，嗜眠，易疲労感の貧血徴候を含む【JCOG における運用】「日本語訳に関する注」参照
ANC＜1,000/mm³ で，かつ，1回でも38.3℃（101°F）を超える，または1時間を超えて持続する38℃以上（100.4°F）の発熱	生命を脅かす；緊急処置を要する	死亡	ANC＜1,000/mm³ で，かつ，1回でも38.3℃（101°F）を超える，または1時間を超えて持続する38℃以上（100.4°F）の発熱
症状がある不安定狭心症または急性心筋梗塞で，心筋酵素の異常があるが，循環動態は安定	症状がある不安定狭心症または急性心筋梗塞で，心筋酵素の異常があり，循環動態は不安定	死亡	冠動脈病変に続発する心筋の急性虚血に関連する徴候
安静時またはわずかな活動や労作でも症状があり重症；治療を要する	生命を脅かす；緊急処置を要する（例：持続的な静注療法や機械的な循環動態の補助）	死亡	組織代謝に必要な量の血液を心臓が駆出できない状態。充満圧の上昇のみにより十分な血液を駆出できない場合も含む
高度の症状がある；心筋酵素の異常がある；循環動態は安定；心電図変化は梗塞を示す	生命を脅かす；緊急処置を要する（例：持続的な静注療法や機械的な循環動態の補助）	死亡	心筋の著しい壊死。潅流領域への血流の遮断による
成人の評価プログラム（1, 2, 3, 4, 8 kHz のオージオグラム）：＞25 dB の閾値変動（少なくとも片側の耳で，オージオグラム上の3つの隣接する周波数での平均聴力を用いる）；治療を要する 成人で評価プログラムを用いない場合：補聴器/治療を要する聴力低下；身の回りの日常生活動作の制限 小児の評価プログラム（1, 2, 3, 4, 8 kHz のオージオグラム）：少なくとも片側の聴力が補聴器等の治療を要する聴力低下；片側聴力が≧3 kHz で≧20 dB の閾値変動；音声言語関連の補助を要する	成人：両側の顕著な聴力低下（≧2 kHz で閾値の絶対値が＞80 dB）；日常生活で用をなさない聴力 小児：聴覚医学的にみて人工内耳が必要と判断され，さらに音声言語関係の補助を要する	—	耳の構造への損傷の結果として，音を感知したり認知する力を，部分的または全体的に消失した状態
高度の症状がある；身の回りの日常生活動作の制限	—	—	耳に雑音（リンリン，ザーザー，ウォーウォー，カチカチなど）を感じる病態
高度の疼痛；身の回りの日常生活動作の制限	—	—	腹部の著しく不快な感覚
高度の症状がある；侵襲的処置を要す	生命を脅かす；緊急の外科的処置を要する	死亡	腹腔内の漿液性または血性の液体貯留
摘便を要する頑固な便秘；身の回りの日常生活動作の制限	生命を脅かす；緊急処置を要する	死亡	腸管内容の排出が不定期で頻度が減少，または困難な状態
ベースラインと比べて7回以上/日の排便回数増加；便失禁；入院を要する；ベースラインと比べて人工肛門からの排泄量が高度に増加；身の回りの日常生活動作の制限	生命を脅かす；緊急処置を要する	死亡	頻回で水様の排便
高度で持続的な腹痛；発熱；腸閉塞；腹膜刺激症状	生命を脅かす；緊急処置を要する	死亡	小腸と大腸の炎症

CTCAE v4.0 MedDRA v12.0 Code	CTCAE v4.0 SOC 日本語	CTCAE v4.0 Term	CTCAE v4.0 Term 日本語	Grade 1	Grade 2
10028813	胃腸障害	Nausea	悪心	摂食習慣に影響のない食欲低下	顕著な体重減少，脱水または栄養失調を伴わない経口摂取量の減少
10047700	胃腸障害	Vomiting	嘔吐	24時間に1-2エピソードの嘔吐（5分以上間隔が開いたものをそれぞれ1エピソードとする）	24時間に3-5エピソードの嘔吐（5分以上間隔が開いたものをそれぞれ1エピソードとする）
10008531	一般・全身障害および投与部位の状態	Chills	悪寒	軽度の寒さ；震え；歯がガチガチなる	中等度の全身の震え；麻薬性薬剤を要する
10016558	一般・全身障害および投与部位の状態	Fever	発熱	38.0-39.0℃（100.4-102.2°F）	>39.0-40.0℃（102.3-104.0°F）
10025482	一般・全身障害および投与部位の状態	Malaise	倦怠感	だるさ，または元気がない	だるさ，または元気がない；身の回り以外の日常生活動作の制限
10001718	免疫系障害	Allergic reaction	アレルギー反応	一過性の潮紅または皮疹；<38℃（100.4°F）の薬剤熱；治療を要さない	治療または点滴の中断が必要，ただし症状に対する治療（例：抗ヒスタミン薬，NSAIDs，麻薬性薬剤）には速やかに反応する；≦24時間の予防的投薬を要する
10002218	免疫系障害	Anaphylaxis	アナフィラキシー	―	―
10001551	臨床検査	Alanine aminotransferase increased	アラニンアミノトランスフェラーゼ増加	>ULN-3.0×ULN	>3.0-5.0×ULN
10003481	臨床検査	Aspartate aminotransferase increased	アスパラギン酸アミノトランスフェラーゼ増加	>ULN-3.0×ULN	>3.0-5.0×ULN
10005364	臨床検査	Blood bilirubin increased	血中ビリルビン増加	>ULN-1.5×ULN	>1.5-3.0×ULN
10011268	臨床検査	CPK increased	CPK増加	>ULN-2.5×ULN	>2.5×ULN-5×ULN
10011368	臨床検査	Creatinine increased	クレアチニン増加	>1-1.5×ベースライン；>ULN-1.5×ULN	>1.5-3.0×ベースライン；1.5-3.0×ULN
10024574	臨床検査	Lipase increased	リパーゼ増加	>ULN-1.5×ULN	>1.5-2.0×ULN
10025256	臨床検査	Lymphocyte count decreased	リンパ球数減少	<LLN-800/mm^3；<LLN-0.8×10e9/L	<800-500/mm^3；<0.8-0.5×10e9/L
10029366	臨床検査	Neutrophil count decreased	好中球数減少	<LLN-1,500/mm^3；<LLN-1.5×10e9/L	<1,500-1,000/mm^3；<1.5-1.0×10e9/L
10035528	臨床検査	Platelet count decreased	血小板数減少	<LLN-75,000/mm^3；<LLN-75.0×10e9/L	<75,000-50,000/mm^3；<75.0-50.0×10e9/L
10040139	臨床検査	Serum amylase increased	血清アミラーゼ増加	>ULN-1.5×ULN	>1.5-2.0×ULN

資料3 化学療法有害事象（早期および晩期）：有害事象共通用語 V4.0 日本語訳 JCOG 版（CTCAE v4.0-JCOG）(抜粋)

Grade 3	Grade 4	Grade 5	CTCAE v4.0 AE Term Definition 日本語【注釈】
カロリーや水分の経口摂取が不十分；経管栄養/TPN/入院を要する	―	―	ムカムカ感や嘔吐の衝動
24時間に6エピソード以上の嘔吐（5分以上間隔が開いたものをそれぞれ1エピソードとする）；TPNまたは入院を要する	生命を脅かす；緊急処置を要する	死亡	胃内容が口から逆流性に排出されること
高度または持続的；麻薬性薬剤が無効	―	―	発熱後の発汗に対する生理的反応としてしばしばみられる寒気
>40.0℃（>104.0°F）が≦24時間持続	>40.0℃（>104.0°F）が>24時間持続	死亡	基準値上限を超える体温の上昇
―	―	―	全身的な不快感，だるさ，元気がない
遷延（例：症状に対する治療および/または短時間の点滴中止に対して速やかに反応しない）；一度改善しても再発する；続発症（例：腎障害，肺浸潤）により入院を要する	生命を脅かす；緊急処置を要する	死亡	抗原物質への暴露により生じる局所あるいは全身の有害反応
蕁麻疹の有無によらず症状のある気管支痙攣；非経口的治療を要する；アレルギーによる浮腫/血管性浮腫；血圧低下	生命を脅かす；緊急処置を要する	死亡	肥満細胞からのヒスタミンやヒスタミン様物質の放出により引き起こされる急性炎症反応を特徴とする過剰な免疫反応。臨床的には，呼吸困難，めまい，血圧低下，チアノーゼ，意識消失を呈し，死に至ることもある
>5.0-20.0×ULN	>20.0×ULN	―	臨床検査にて血中アラニンアミノトランスフェラーゼ（ALTまたはsGPT）レベルが上昇
>5.0-20.0×ULN	>20.0×ULN	―	臨床検査にて血中アスパラギン酸アミノトランスフェラーゼ（ASTまたはsGOT）レベルが上昇
>3.0-10.0×ULN	>10.0×ULN	―	臨床検査にて血中ビリルビンレベルが上昇。ビリルビン過剰は黄疸と関連
>5×ULN-10×ULN	>10×ULN	―	臨床検査にて血中クレアチンホスホキナーゼ（CPK）レベルが上昇
>3.0×ベースライン；>3.0-6.0×ULN	>6.0×ULN	―	臨床検査にて生体試料のクレアチニンレベルが上昇【JCOGにおける運用】「日本語訳に関する注」参照
>2.0-5.0×ULN	>5.0×ULN	―	臨床検査にて血中リパーゼレベルが上昇
<500-200/mm³；<0.5-0.2×10e9/L	<200/mm³；<0.2×10e9/L	―	臨床検査にて血中リンパ球数が減少
<1,000-500/mm³；<1.0-0.5×10e9/L	<500/mm³；<0.5×10e9/L	―	臨床検査にて血中好中球数が減少
<50,000-25,000/mm³；<50.0-25.0×10e9/L	<25,000/mm³；<25.0×10e9/L	―	臨床検査にて血中血小板数が減少
>2.0-5.0×ULN	>5.0×ULN	―	臨床検査にて血清アミラーゼレベルが上昇

資料3 化学療法有害事象（早期および晩期）：有害事象共通用語 V4.0 日本語訳 JCOG 版（CTCAE v4.0-JCOG）（抜粋）

CTCAE v4.0 MedDRA v12.0 Code	CTCAE v4.0 SOC 日本語	CTCAE v4.0 Term	CTCAE v4.0 Term 日本語	Grade 1	Grade 2
10049182	臨床検査	White blood cell decreased	白血球減少	<LLN-3,000/mm³；<LLN-3.0×10e9/L	<3,000-2,000/mm³；<3.0-2.0×10e9/L
10002646	代謝および栄養障害	Anorexia	食欲不振	食生活の変化を伴わない食欲低下	顕著な体重減少や栄養失調を伴わない摂食量の変化；経口栄養剤による補充を要する
10020949	代謝および栄養障害	Hypocalcemia	低カルシウム血症	補正血清カルシウム<LLN-8.0 mg/dL；<LLN-2.0 mmol/L；イオン化カルシウム<LLN-1.0 mmol/L	補正血清カルシウム<8.0-7. mg/dL；<2.0-1.75 mmol/L；イオン化カルシウム<1.0-0. mmol/L；症状がある
10045152	代謝および栄養障害	Tumor lysis syndrome	腫瘍崩壊症候群	―	―
10000521	神経系障害	Acoustic nerve disorder NOS	聴神経障害 NOS	症状がない；臨床所見または検査所見のみ；治療を要さない	中等度の症状がある；身の回り以外の日常生活動作の制限
10013911	神経系障害	Dysgeusia	味覚異常	味覚の変化はあるが食生活は変わらない	食生活の変化を伴う味覚変化（例：経口サプリメント）；不快な味；味の消失
10034620	神経系障害	Peripheral sensory neuropathy	末梢性感覚ニューロパチー	症状がない；深部腱反射の低下または知覚異常	中等度の症状がある；身の回り以外の日常生活動作の制限
10069339	腎および尿路障害	Acute kidney injury	急性腎障害	クレアチニンが>0.3 mg/dL 増加；ベースラインの1.5-2倍に増加	クレアチニンがベースラインの>2-3倍に増加
10064848	腎および尿路障害	Chronic kidney disease	慢性腎臓病	GFR推定値またはクレアチニンクリアランスが<LLN-60 mL/min/1.73 m²または蛋白尿が2+；尿蛋白/クレアチニン比>0.5	GFR推定値またはクレアチニンクリアランスが59-30 mL/min/1.73 m²
10003883	生殖系および乳房障害	Azoospermia	無精子症	―	―
10014326	生殖系および乳房障害	Ejaculation disorder	射精障害	射精機能の減弱	無射精または逆行性射精
10001760	皮膚および皮下組織障害	Alopecia	脱毛症	遠くからではわからないが近くで見ると正常よりも明らかな50%未満の脱毛；脱毛を隠すために，かつらやヘアピースは必要ないが，通常と異なる髪形が必要となる	他人にも容易に明らかな50%以上の脱毛；患者が脱毛を完全に隠したいと望めば，かつらやヘアピースが必要；社会心理学的な影響を伴う
10020864	皮膚および皮下組織障害	Hypertrichosis	多毛症	体毛の長さまたは太さや密度の増加で，患者が周期的なシェービングや脱毛で隠すことができる，または何らかの脱毛処理を行うほどではない	少なくとも通常露出する身体部位（顔のあごひげ，口ひげ，腕に限らない）の体毛の長さ，太さ，密度の増加で，隠すために頻回のシェービングや永久脱毛が必要；社会心理学的な影響を伴う
10037549	皮膚および皮下組織障害	Purpura	紫斑	病変部の合計が体表面積の<10%を占める	病変部の合計が体表面積の10-30%を占める；外傷による出血
10040865	皮膚および皮下組織障害	Skin hyperpigmentation	皮膚色素過剰	体表面積の≦10%を占める色素沈着；社会心理学的な影響はない	体表面積の>10%を占める色素沈着；社会心理学的な影響を伴う
10051837	皮膚および皮下組織障害	Skin induration	皮膚硬結	軽度の硬結。皮膚を水平に動かす（横滑り）ことができ，垂直に動かす（つまみ上げる）ことができる	中等度の硬結。皮膚を横滑りできるがつまめない；身の回り以外の日常生活動作の制限

資料3 化学療法有害事象（早期および晩期）：有害事象共通用語 V4.0 日本語訳 JCOG 版（CTCAE v4.0-JCOG）（抜粋）

Grade 3	Grade 4	Grade 5	CTCAE v4.0 AE Term Definition 日本語【注釈】
2,000-1,000/mm³；<2.0-1.0×10e9/L	<1,000/mm³；<1.0×10e9/L	—	臨床検査で血中白血球が減少
著な体重減少または栄養失調を伴う 例：カロリーや水分の経口摂取が不 分）；静脈内輸液/経管栄養/TPN を 要する	生命を脅かす；緊急処置を要する	死亡	食欲の低下
正血清カルシウム<7.0-6.0 mg/dL； 1.75-1.5 mmol/L；イオン化カルシウ <0.9-0.8 mmol/L；入院を要する	補正血清カルシウム<6.0 mg/dL；<1.5 mmol/L；イオン化カルシウム<0.8 mmol/L；生命を脅かす	死亡	臨床検査にて血中カルシウム濃度（アルブミン補正）が低下【JCOGにおける運用】「日本語訳に関する注」参照
り	生命を脅かす；緊急処置を要する	死亡	特発性または治療による腫瘍細胞の崩壊が原因で生じる代謝異常
度の症状がある；身の回りの日常生 動作の制限	—	—	聴神経（第8脳神経）の障害
—	—	—	食物の味に関する異常知覚。嗅覚の低下によることがある
度の症状がある；身の回りの日常生 動作の制限	生命を脅かす；緊急処置を要する	死亡	末梢知覚神経の炎症または変性
レアチニンがベースラインよりも＞ 倍または＞4.0 mg/dL 増加；入院を する	生命を脅かす；人工透析を要する	死亡	急性の腎機能低下であり，伝統的に，腎前性（腎臓への血流減少），腎性（腎障害），腎後性（尿管/膀胱流出路の閉塞）に分類される
FR 推定値またはクレアチニンクリ ランスが<30-15 mL/min/1.73 m²	GFR 推定値またはクレアチニンクリアランスが<15 mL/min/1.73 m²；人工透析/腎移植を要する	死亡	腎機能の段階的かつ通常は永久的な低下により腎不全に至る病態
液中の精子の欠如	—	—	臨床検査で精液中に精子が認められない状態
—	—	—	射精に関係する問題。早漏，遅漏，逆向性射精，射精時疼痛が含まれる
—	—	—	年齢，部位に相応の量よりも毛髪が減少
—	—	—	年齢や人種別に通常受け入れられる限度を超えた，身体のある部位の体毛の密度または長さ
変部の合計が体表面積の＞30％を占 る；自然出血	—	—	皮膚や粘膜領域の出血。新しい病変は赤色で，古くなると，通常，暗紫色を呈し，最終的に茶褐色に変化する
—	—	—	メラニンの過剰による皮膚色素沈着
度の硬結。皮膚を横滑りできないま はつまめない；関節の動きや開口部 制限（例：口，肛門）；身の回りの日 生活動作の制限	全身性；呼吸困難や嚥下障害の兆候や症状を伴う	死亡	皮膚の一部の硬化

資料4　放射線療法有害事象（早期および晩期）：有害事象共通用語 V4.0 日本語訳 JCOG 版（CTCAE v4.0-JCOG）（抜粋）

CTCAE v4.0 MedDRA v12.0 Code	CTCAE v4.0 SOC 日本語	CTCAE v4.0 Term	CTCAE v4.0 Term 日本語	Grade 1	Grade 2
10065721	胃腸障害	Anal mucositis	肛門粘膜炎	症状がない，または軽度の症状がある；治療を要さない	症状がある；内科的治療を要する；身の回り以外の日常生活動作の制限
10002167	胃腸障害	Anal pain	肛門痛	軽度の疼痛	中等度の疼痛；身の回り以外の日常生活動作の制限
10012727	胃腸障害	Diarrhea	下痢	ベースラインと比べて<4回/日の排便回数増加；ベースラインと比べて人工肛門からの排泄量が軽度に増加	ベースラインと比べて4-6回/日の排便回数増加；ベースラインと比べて人工肛門からの排泄量が中等度増加
10016296	胃腸障害	Fecal incontinence	便失禁	時にパッドの使用が必要	毎日パッドの使用が必要
10038064	胃腸障害	Rectal hemorrhage	直腸出血	軽症；治療を要さない	中等度の症状がある；内科的治療または小規模な焼灼術を要する
10063190	胃腸障害	Rectal mucositis	直腸粘膜炎	症状がない，または軽度の症状がある；治療を要さない	症状がある；内科的治療を要する；身の回り以外の日常生活動作の制限
10038079	胃腸障害	Rectal stenosis	直腸狭窄	症状がない；臨床所見または検査所見のみ；治療を要さない	症状がある；消化管機能に変化がある
10038080	胃腸障害	Rectal ulcer	直腸潰瘍	症状がない；臨床所見または検査所見のみ；治療を要さない	症状がある；消化管機能に変化がある（例：食事習慣の変化，嘔吐，下痢）
10035528	臨床検査	Platelet count decreased	血小板数減少	<LLN-75,000/mm^3；<LLN-75.0×10e9/L	<75,000-50,000/mm^3；<75.-50.0×10e9/L
10049182	臨床検査	White blood cell decreased	白血球減少	<LLN-3,000/mm^3；<LLN-3.0×10e9/L	<3,000-2,000/mm^3；<3.-2.0×10e9/L
10063057	腎および尿路障害	Cystitis noninfective	非感染性膀胱炎	顕微鏡的な血尿；排尿回数/尿意切迫/排尿困難/夜間排尿の回数の軽微な増加；失禁の発症	中等度の血尿；排尿回数/尿意切迫/排尿困難/夜間排尿または失禁の回数の中等度の増加；尿路カテーテル留置/膀胱洗浄を要する；身の回り以外の日常生活動作の制限
10019450	腎および尿路障害	Hematuria	血尿	症状がない；臨床所見または検査所見のみ；治療を要さない	症状がある；尿路カテーテル留置/膀胱洗浄を要する；身の回り以外の日常生活動作の制限
10046539	腎および尿路障害	Urinary frequency	頻尿	あり	身の回り以外の日常生活動作の制限；内科的管理を要する
10046543	腎および尿路障害	Urinary incontinence	尿失禁	偶発的（例：咳，くしゃみなどに伴う），パッドを要さない	自然尿失禁；パッドを要する；身の回り以外の日常生活動作の制限
10046555	腎および尿路障害	Urinary retention	尿閉	尿路カテーテル/恥骨上カテーテル/間欠的カテーテルの留置を要しない；多少の残尿があるが排尿できる	尿路カテーテル/恥骨上カテーテル/間欠的カテーテルの留置を要する；薬物治療を要する
10062225	腎および尿路障害	Urinary tract pain	尿路痛	軽度の疼痛	中等度の疼痛；身の回り以外の日常生活動作の制限
10046593	腎および尿路障害	Urinary urgency	尿意切迫	あり	身の回り以外の日常生活動作の制限；内科的管理を要する
10014326	生殖系および乳房障害	Ejaculation disorder	射精障害	射精機能の減弱	無射精または逆行性射精
10061461	生殖系および乳房障害	Erectile dysfunction	勃起不全	勃起機能の低下（頻度/硬度）。ただし治療を要さない（例：薬物治療/機器，陰茎ポンプの使用）	勃起機能の低下（頻度/硬度）；勃起補助治療を要する（例：薬物治療/陰茎ポンプなどの機器）
10036968	生殖系および乳房障害	Prostatic pain	前立腺痛	軽度の疼痛	中等度の疼痛；身の回り以外の日常生活動作の制限

資料4 放射線療法有害事象（早期および晩期）：有害事象共通用語 V4.0 日本語訳 JCOG 版（CTCAE v4.0-JCOG）(抜粋)

Grade 3	Grade 4	Grade 5	CTCAE v4.0 AE Term Definition 日本語【注釈】
高度の症状がある；身の回りの日常生活動作の制限	生命を脅かす；緊急処置を要する	死亡	肛門粘膜の炎症
高度の疼痛；身の回りの日常生活動作の制限	ー	ー	肛門の著しく不快な感覚
ベースラインと比べて7回以上/日の排便回数増加；便失禁；入院を要する；ベースラインと比べて人工肛門からの排泄量が高度に増加；身の回りの日常生活動作の制限	生命を脅かす；緊急処置を要する	死亡	頻回で水様の排便
高度の症状がある；待機的外科的処置を要する	ー	ー	直腸からの便の漏れを制御できない状態
輸血/IVR による処置/内視鏡的処置/待機的外科的処置を要する	生命を脅かす；緊急処置を要する	死亡	直腸壁からの出血が肛門から流出
高度の症状がある；身の回りの日常生活動作の制限	生命を脅かす；緊急の外科的処置を要する	死亡	直腸の粘膜の炎症
消化管機能に高度の変化がある；経管栄養または入院を要する；待機的外科的処置を要する	生命を脅かす；緊急の外科的処置を要する	死亡	直腸内腔の狭小化
消化管機能に高度の変化がある；TPN を要する；待機的外科的処置を要する；活動不能/動作不能	生命を脅かす；緊急の外科的処置を要する	死亡	直腸の粘膜面の，ある領域の炎症性，壊死性のびらん性病変
<50,000-25,000/mm^3；<50.0-25.0×10e9/L	<25,000/mm^3；<25.0×10e9/L	ー	臨床検査にて血中血小板数が減少
<2,000-1,000/mm^3；<2.0-1.0×10e9/L	<1,000/mm^3；<1.0×10e9/L	ー	臨床検査で血中白血球が減少
肉眼的血尿；輸血/薬剤の静脈内投与/入院を要する；待機的な内視鏡的処置/IVR による処置/外科的処置を要する	生命を脅かす；緊急の IVR による処置または外科的処置を要する	死亡	尿路感染症によるものを除く膀胱の炎症
肉眼的血尿；輸血/薬剤の静脈内投与/入院を要する；待機的な内視鏡的処置/IVR による処置/外科的処置を要する；身の回りの日常生活動作の制限	生命を脅かす；緊急の IVR による処置または外科的処置を要する	死亡	臨床検査で尿中に血液が認められる状態
ー	ー	ー	排尿間隔が短い
治療を要する（例：クランプ，コラーゲン注入）；外科的処置を要する；身の回りの日常生活動作の制限	ー	ー	膀胱からの尿の流れがコントロールできない状態
待機的な外科的処置/IVR による処置を要する；罹患腎の腎機能または腎体積の大幅な低下	生命を脅かす；臓器不全；緊急の外科的処置を要する	死亡	排尿不能に伴う膀胱への尿の貯留
高度の疼痛；身の回りの日常生活動作の制限	ー	ー	尿路の著しく不快な感覚
ー	ー	ー	突然の切迫した尿意
ー	ー	ー	射精に関係する問題。早漏，遅漏，逆向性射精，射精時疼痛が含まれる
勃起機能の低下（頻度/硬度）。ただし勃起補助治療が有効でない（例：薬物治療/陰茎ポンプなどの機器）；陰茎プロステーシスの永久留置を要する（以上は不要）	ー	ー	性行為の際の持続的または反復性の勃起不能/勃起維持不能状態
高度の疼痛；身の回りの日常生活動作の制限	ー	ー	前立腺の著しく不快な感覚

資料5　RTOG/EORTC 遅発性放射線反応評価基準（日本語訳 JCOG 版第2版）（抜粋）

有害事象	Grade 0	Grade 1	Grade 2	Grade 3	Grade 4
粘膜-遅発性放射線反応スコア Mucous membrane- Late RT Morbidity Scoring	治療前から不変	軽度の萎縮及び乾燥	中等症の萎縮及び毛細血管拡張；粘液の減少	完全な乾燥を伴う著明な萎縮；高度の毛細血管拡張	潰瘍
皮膚-遅発性放射線反応スコア Skin- Late RT Morbidity Scoring	治療前から不変	軽度の萎縮；色素変化；一部脱毛	斑状萎縮 中等度の毛細血管拡張 完全脱毛	著明な萎縮；著明な毛細血管拡張	潰瘍
小腸/大腸-遅発性放射線反応スコア Small/Large intestine- Late RT Morbidity Scoring	治療前から不変	軽症の下痢；軽度の差し込み；1日排便回数が日常の ≤5 倍；わずかな直腸分泌物又は出血あり	中等症の下痢及び仙痛 1日排便回数が日常の >5 倍；多量の直腸粘液又は間歇的な出血	閉塞又は出血 手術を要する	壊死/穿孔，瘻孔形成
皮下組織-遅発性放射線反応スコア Subcutaneous tissue- Late RT Morbidity Scoring	治療前から不変	軽度の硬結（線維化）及び皮下脂肪消失	中等度の線維化だが症状なし；直線的測定で <10% の短縮を伴う照射部位の軽度の拘縮	重度の硬結と皮下組織の喪失；直線的測定で >10% の短縮を伴う照射部位の拘縮	壊死
膀胱-遅発性放射線反応スコア Bladder- Late RT Morbidity Scoring	治療前から不変	軽度の上皮萎縮/軽度の毛細血管拡張（顕微鏡的血尿あり）	中等症の頻尿/全体的な毛細血管拡張/間歇的な肉眼的血尿	重症の頻尿と排尿障害/高度の全体的な毛細血管拡張（しばしば点状出血を伴う）；頻繁な血尿；膀胱容積減少（<150 mL）	壊死/膀胱萎縮（容積 <100 mL）/重症の出血性膀胱炎

日本語索引

あ
悪性セルトリ細胞腫　56
悪性ライディッヒ細胞腫　56

い
インタクト hCG　10
陰嚢内腫瘤　5

え
遠隔転移　26

お
横紋筋肉腫　61

か
下垂体性 hCG　12
顆粒膜細胞腫　57
緩和的化学療法　35

き
奇形腫　13
奇形腫，思春期後型　53
奇形腫，思春期前型　55
奇形腫・卵黄嚢腫瘍混合型，思春期前型　55
救済化学療法　35
莢膜細胞腫-線維腫群腫瘍　57
筋様性腺間質性腫瘍　58

け
形質細胞腫　59
血管腫　58
限局郭清　32

こ
高位精巣摘除　12
広汎郭清　33
高分化神経内分泌腫瘍　55
合胞性栄養膜細胞を伴うセミノーマ　51
黒色神経外胚葉性腫瘍　60
骨髄肉腫　59

コンピュータ断層撮影　14

さ
サーベイランス　110
最良総合効果　102

し
磁気共鳴画像法　14
時点効果　100
脂肪肉腫　60
若年型顆粒膜細胞腫　57
若年性黄色肉芽腫　58
射精神経温存　33
絨毛癌　13, 52
絨毛性腫瘍　52
照射法　39
照射野　39
腎機能障害　121
神経障害　121
心血管系障害　121

せ
精細管内大細胞性硝子化セルトリ細胞腫　57
精索　7
性索間質性腫瘍　2, 56
性腺外胚細胞腫　2
性腺芽腫　58
精巣腫瘍　2
精巣上体　7
精巣内微小石灰化症　15
精巣白膜　7
精母細胞性腫瘍　54
節外性鼻型 NK/T 細胞リンパ腫　59
セミノーマ　13, 51
セルトリ細胞腫　56
線維形成性小円形細胞腫瘍　61
腺癌　59, 60
腺腫　59
腺腫様腫瘍　59

そ
早期有害事象　115
測定可能病変　96
測定不能病変　96
鼠径ヘルニア　5
組織学的治療効果判定　95

た
体細胞型悪性腫瘍を伴う奇形腫　53
大細胞性石灰化セルトリ細胞腫　57
胎児性癌　12, 51
退縮性胚細胞腫瘍　44, 54
胎盤部トロホブラスト腫瘍　53
多胎芽腫　54
単胚葉性奇形腫　55

ち
遅発性放射線　123
中皮腫　60
超音波断層法　14

て
停留精巣　5

と
導入化学療法　35
トータル hCG　10
ドッグレッグ型照射野　39

に
肉腫を伴う精母細胞性腫瘍　55
二次発がん　122
日本泌尿器科学会病期分類　27
乳酸脱水素酵素　9
乳頭状嚢胞腺腫　60

の
脳 MRI　20
嚢胞状トロホブラスト腫瘍　53
嚢胞腺腫　60

は
晩期有害事象　*115*
半減期　*24*

ひ
非絨毛癌性絨毛性腫瘍　*53*
非セミノーマ　*13*
非セミノーマ性胚細胞腫瘍　*51*
ヒト絨毛性性腺刺激ホルモン　*9*
びまん性胎芽腫　*54*
びまん性大細胞型B細胞性リンパ腫　*59*
標的病変　*98*
皮様嚢腫　*55*

ふ
フェイス・スケール　*6*
不妊症　*122*

へ
平滑筋肉腫　*61*

ほ
傍大動脈領域照射野　*39*
補助的化学療法　*35*

み
脈管浸潤　*26*

や
薬物有害反応　*116*

ゆ
有害事象　*115, 116*
有害反応　*116*

ら
ライディッヒ細胞腫　*56*
卵黄囊腫瘍　*12*
卵黄囊腫瘍, 思春期後型　*52*
卵黄囊腫瘍, 思春期前型　*56*
卵巣上皮型腫瘍　*58*

り
領域リンパ節　*3*

る
類上皮性トロホブラスト腫瘍　*53*
類表皮囊腫　*55*
類表皮囊胞　*16*

ろ
濾胞性リンパ腫 NOS　*59*

外国語索引

A
α-胎児蛋白　*9*
Adenocarcinoma　*59, 60*
Adenoma　*59*
Adenomatoid tumor　*59*
Adjuvant chemotherapy　*35*
AFP　*9, 45, 52*
ASA スコア　*3*

B
β-catenin　*45, 56*
β-hCG　*45*
BEP 療法　*37*
Bleomycin　*37*
BMI　*7*

C
calretinin　*45, 56*
CD30　*45, 52*
CD117　*45*
Charlson Comorbidity Index　*3*
Choriocarcinoma　*52*
Cisplatin　*37*
Clavien 分類　*118*
CTCAE　*115*
Cystadenoma　*60*
Cystic trophoblastic tumor　*53*

D
D2-40　*45*
Dermoid cyst　*55*
Diffuse embryoma　*54*
Diffuse large B-cell lymphoma　*59*

E
Embryonal carcinoma　*51*
EORTC QLQ-C30　*95*
EORTC QLQ-TC26　*95*
Epidermoid cyst　*55*
Epithelioid trophoblastic tumor　*53*
Etoposide　*37*
Extranodal NK/T-cell lymphoma, nasal-type　*59*

F
FACT　*95*
FDG-PET　*20*
Follicular lymphoma：NOS　*59*
Free β-hCG　*10*

G
GCNIS　*44, 50*
GCNIS 非関連胚細胞腫瘍　*54*
GCNIS 由来胚細胞腫瘍　*50*
Germ cell neoplasia in situ　*50*

Germ cell tumors unrelated to germ cell neoplasia in situ 54
glypican 3 52
Glypican 3 45
Gonadoblastoma 58
Granulosa cell tumor 57

H
hCG 9
Hemangioma 58

I
i（12p） 50
IGCCC 28
IGCCC2 30
Induction chemotherapy 35
inhibin-α 45, 56
Intratubular large cell hyalinizing Sertoli cell neoplasia 57

J
Juvenile granulosa cell tumor 57
Juvenile xanthogranuloma 58

K
KIT 45, 50, 51

L
Large cell calcifying Sertoli cell tumor 57
LDH 9
Leydig cell tumor 56

M
Malignant Leydig cell tumor 56
Malignant Sertoli cell tumor 56
Melan A 45
Melanotic neuroectodermal tumor 60
Mesothelioma 60
Mixed teratoma and yolk sac tumor, prepubertal-type 55
monodermal teratoma 55
Myeloid sarcoma 59
Myoid gonadal stromal tumor 58

N
NANOG 45
Non-choriocarcinomatous trophoblastic tumors 53
Non-seminomatous germ cell tumors 51

O
OCT3/4 45, 50, 51, 52
Ovarian epithelial-type tumors 58

P
Palliative chemotherapy 35
Papillary cystadenoma 60
Performance status 3
Placental site trophoblastic tumor 53
PLAP 45, 50, 51
Plasmacytoma 59
Polyembryoma 54
positron emission tomography 14

Q
QOL 評価法 95

R
RECIST 95
Regressed germ cell tumors 54
Rosai-Dorfman disease 59
Rosai-Dorfman 病 59

S
SALL4 45, 50, 51
Salvage chemotherapy 35
Schiller-Duval body 52
Seminoma 51
Seminoma with syncytiotrophoblastic cells 51
Sertoli cell tumor 56
Sex cord-stromal tumors 56
SF1 45, 56
SOX2 45, 52
SOX17 45
Spermatocytic tumor 54
Spermatocytic tumor with sarcoma 55

T
Teratoma with somatic-type malignancy 53
Teratoma, postpubertal-type 53
Teratoma, prepubertal-type 55
testicular microlithiasis 15
TIP 療法 37
TNM 分類 3
Trophoblastic tumors 52
Tumors in the fibroma-thecoma group 57

V
VeIP 療法 37
VIP 療法 37

W
Well-differentiated neuroendocrine tumor 55

Y
Yolk sac tumor, postpubertal-type 52
Yolk sac tumor, prepubertal-type 56

精巣腫瘍取扱い規約   定価（本体 4,000 円＋税）

1984 年 7 月 30 日　第 1 版発行
1997 年 3 月 20 日　第 2 版発行
2005 年 3 月 31 日　第 3 版発行
2018 年 8 月 20 日　第 4 版第 1 刷発行

編　者
日本泌尿器科学会
日本病理学会
日本医学放射線学会
日本臨床腫瘍学会

発行者　福 村 直 樹

発行所　金原出版株式会社
〒113-0034　東京都文京区湯島 2-31-14
電話　編集　（03）3811-7162
　　　営業　（03）3811-7184
FAX　　　　（03）3813-0288
振替口座　00120-4-151494
http://www.kanehara-shuppan.co.jp/

©1984, 2018
検印省略
Printed in Japan

印刷・製本／三報社印刷㈱

ISBN978-4-307-43061-6

JCOPY ＜出版者著作権管理機構　委託出版物＞
本書の無断複製は著作権法上での例外を除き禁じられています．複製される場合は，そのつど事前に，出版者著作権管理機構（電話 03-3513-6969，FAX 03-3513-6979，e-mail：info@jcopy.or.jp）の許諾を得てください．

小社は捺印または貼付紙をもって定価を変更致しません．
乱丁，落丁のものはお買上げ書店または小社にてお取り替え致します．